DE LA GOUTTE

ET

DU RHUMATISME.

IMPRIMERIE DE FAIN, PLACE DE L'ODÉON.

DE LA GOUTTE

ET

DU RHUMATISME.

PRÉCIS

D'EXPÉRIENCES ET DE FAITS

RELATIFS AU TRAITEMENT DE CES MALADIES.

PAR A.-A. CADET-DE-VAUX,

MEMBRE DES ACADÉMIES IMPÉRIALE DES CURIEUX DE LA NATURE, ROYALE DES SCIENCES DE MUNICH, DE MADRID; DE LA SOCIÉTÉ HELVÉTIQUE DES SCIENCES NATURELLES, DE LA SOCIÉTÉ ROYALE D'AGRICULTURE DE PARIS, DE TOULOUSE; MEMBRE HONORAIRE DE L'ACADÉMIE ROYALE DE MÉDECINE, DE DIVERSES AUTRES ACADÉMIES ET SOCIÉTÉS SAVANTES NATIONALES ET ÉTRANGÈRES.

> Je hausse le prix aux choses d'autant qu'elles
> sont étrangères, absentes et non miennes.
>
> MONTAIGNE.

A PARIS,

CHEZ LOUIS COLAS, LIBRAIRE,

RUE DAUPHINE, N°. 32.

1824.

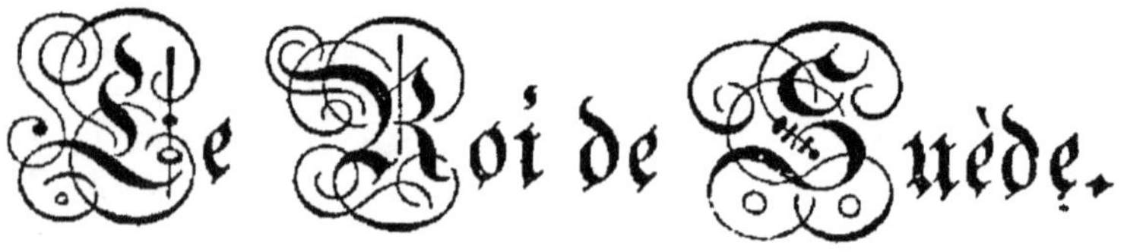

Sire,

Honoré des bontés de Votre Majesté, j'ose demander la permission de mettre cet opuscule sous son auguste protec- tion. Si je n'avais eu pour objet que d'augmenter le nombre des volumineuses dissertations sur la goutte, j'aurais hésité à solliciter de Votre Majesté l'insigne faveur de faire paraître mon ouvrage sous ses auspices. J'aurais craint d'attacher un nom auguste à une discussion qui n'aurait eu pour résultat que d'ajouter une erreur à celles dont les maladies arthritiques ont été l'occasion : sort trop commun en médecine lorsque, pour expliquer les phénomènes que la nature dérobe à nos yeux, on s'écarte de la simplicité des moyens avec lesquels elle produit tant d'effets variés !

Ici je retrace des faits avérés, revêtus de témoignages authentiques et confirmés par une expérience de vingt années, pendant lesquelles j'ai recueilli la douce récompense d'un zèle qui n'a pas été sans fruit pour l'humanité.

Que Votre Majesté daigne excuser cet orgueil d'un vieillard dont la vie toute entière a été consacrée aux intérêts de l'espèce humaine, et auquel d'intéressans souvenirs et d'honorables marques rappellent la faveur des souverains, la bienveillance des ministres, ainsi que les suffrages des corps académiques et sociétés savantes.

Votre Majesté a su apprécier, dans l'intérêt de ses peuples, la polenta de pomme-de-terre, bienfait qui, en assurant la subsistance des hommes, devient le plus solide appui des trônes. Désormais la Suède n'a plus à craindre ni la famine ni même la disette : son Souverain en a écarté le fléau pour toujours.

C'est sous d'aussi heureux auspices que je présente aujourd'hui à la nation généreuse que Votre Majesté gouverne, le spécifique d'une des plus cruelles maladies qui affligent l'espèce humaine. Des faits nombreux recommandent ce remède à la confiance publique. Il est puisé dans la nature : simple comme elle, il est héroïque, parce qu'il porte dans l'économie animale les deux agens que la nature emploie pour produire des résultats immenses, le calorique et l'eau. Il m'a été permis de dire avec enthousiasme que l'usage de ce remède renouvelait le miracle du paralytique de l'Évangile, auquel notre divin Rédempteur dit : *Prends ton lit et marche.*

Je supplie Votre Majesté d'agréer l'hommage de mon profond respect.

Je suis,

Sire,

De Votre Majesté,

Le très-humble et très-dévoué serviteur,

A.-A. CADET-DE-VAUX.

PRÉAMBULE.

———◆———

Vingt années environ se sont écoulées depuis que j'ai écrit sur la goutte, et fait connaître le moyen curatif de cette cruelle maladie. A cette époque, déjà éloignée de nous, plus encore par les événemens dont elle a surchargé la mémoire, que par la succession des années, je recueillis des témoignages nombreux et authentiques en faveur du remède que je proposai. Le succès couronna mon zèle, et la voix de la reconnaissance s'éleva de toutes parts pour répondre aux plaisanteries, aux arguties et aux sarcasmes de l'esprit de parti et de l'intérêt personnel. J'ai oublié les épigrammes des oisifs et des folliculaires, les suggestions de la malveillance, les oppositions de l'esprit de parti, les divagations spécieuses et les vaines théories : je n'ai conservé dans mes souvenirs que ce qui pouvait servir encore la cause à laquelle j'ai consacré ma vie toute entière, celle de l'humanité.

Aujourd'hui, en revenant sur cette matière, j'y suis ramené par le sentiment profond du bien que je puis faire. Je vais rassembler des faits épars dans plusieurs écrits, et recueillir une dissertation dans laquelle mes adversaires n'ont rien épargné de ce qui pouvait me fatiguer ou même me rebuter. Mes observations ont ajouté, chaque jour, un nouveau poids aux autorités imposantes qu'on trouvera consignées dans cet écrit. J'ai la conscience de remplir un devoir sacré en me livrant à cette tâche. Cette pensée m'anime, et me fait retrouver, à mon dix-septième lustre, des forces aussi actives que celles qui m'ont soutenu pendant soixante ans dans la carrière du bien public.

On trouvera donc ici, en même temps que mes propres idées sur la goutte, l'historique des faits qui suivirent, en 1805, la publication du spécifique contre cette maladie.

Je fais des vœux pour qu'un médecin judicieux, éclairé, libre du joug des préjugés et des systèmes de l'école, compare et rapproche les faits contenus dans ce petit écrit. L'humanité souffrante demande qu'on la protége contre les erreurs et les spéculations avides dont elle a été trop long-temps victime. Honneur et reconnaissance à l'homme auquel il est réservé de remplir ce devoir sacré !

Je m'estimerai heureux si j'ai pu contribuer à répandre un tel bienfait sur la société : il me serait alors permis de dire en terminant ma carrière :

J'ai fait un peu de bien, c'est mon meilleur ouvrage.

A.-A. CADET-DE-VAUX.

DE LA GOUTTE

ET

DU RHUMATISME.

La goutte est une de ces maladies qu'on ne guérit pas, que même on ne soulage pas impunément par l'emploi des remèdes employés jusqu'à présent. La médecine en regarde les accès comme une crise heureuse, au point que peu de médecins autorisent l'usage de ces préservatifs si audacieusement prônés par leurs auteurs, si témérairement accueillis par les malades.

Je ne partage point cette opinion de l'innocuité de la goutte. Ce funeste préjugé s'est accrédité de jour en jour, il est devenu populaire, je veux dire général ; car les rois ne s'en sont pas défendus. Le roi de Prusse écrivait à Voltaire : « Votre mal a donc dégénéré en goutte. Cette maladie, à votre âge, pronostique une longue vie. » Cette erreur, établie par la médecine impuissante, est devenue un retranchement derrière lequel elle cherche à dérober sa défaite. Est-ce donc une crise heureuse que d'être perclus de ses membres, et gisant pendant des années entières ou pendant plusieurs mois, tous les ans, sur un lit, en proie aux douleurs les plus atroces?

Quel plus étrange abus pouvait-on faire des mots? Lorsque j'approche d'un goutteux souffrant, je vois bien les symptômes de son mal, mais non pas une *crise heureuse*. La nature la demande à l'art, mais c'est en vain.

Il y a bien long-temps qu'on écrit sur la goutte! Tous ces nombreux traités amassés depuis des siècles, toutes ces dissertations volumineuses, qu'ont-ils appris? Où est le médecin qui ait assigné la cause et précisé la nature du mal?... L'humanité souffrante l'attend encore.

Hippocrate dit « que la goutte est pro-
» duite par la bile et la pituite mises en
» mouvement, et déposées dans les articula-
» tions. Dans un autre endroit, il la définit

» une maladie du sang, corrompu dans les
» veines par la bile et la pituite. »

Les successeurs du père de la médecine n'ont pas été plus heureux. Si nous rapprochons ici leurs diverses opinions, on sera frappé de l'obscurité et des contradictions qu'elles présentent. Pour ne pas fatiguer nos lecteurs, nous supprimerons de ces citations tout ce qui est inutile à notre objet.

Ouvrons les auteurs les plus accrédités en médecine, et lisons :

« La goutte est causée par la débilité des
» articulations et par une humeur excrémen-
» titielle. » (*Galien.*)

« Elle est une affection nerveuse. »
(*Arétée.*)

« C'est une maladie inflammatoire. »
(*Oribaze.*)

« Elle est l'effet d'une prédominence hu-
» morale *sui generis*, et d'une qualité élé-
» mentaire. » (*Ætius.*)

« Elle provient de l'afflux tumultueux
» d'humeurs acrimonieuses sur les articula-
» tions affaiblies. » (*Cœlius Aurelianus.*)

« Elle a pour cause l'acrimonie de l'hu-
» meur synoviale. » (*Paracelse.*) — « Le

» défaut d'élaboration de l'humeur prolifi-
» que. » (*Van Helmont.*)

« La goutte est causée par la débilité du
» cerveau, d'où transsude sur les articula-
» tions une lymphe viciée. » (*Fernel.*)

« La cause prochaine de l'arthrite est
» dans une acrimonie particulière des hu-
» meurs, une viscosité produite par la dé-
» fécation arrêtée du sang, et par un défaut
» d'élaboration des alimens dans les sys-
» tèmes vasculaires. » (*Boerhaave.*)

« La goutte a pour cause le défaut de
» coction des humeurs, à raison de la fai-
» blesse des solides. » (*Sydenham.*)

« Elle est produite par l'humeur atra-
» bilaire accumulée dans le sang, avec le-
» quel elle circule jusqu'à ce qu'elle al-
» lume la fièvre dépuratoire arthritique. »
                     (*Stoll.*)

« Les excès dans le régime, joints à une
» vie molle et à l'oisiveté, amènent la gout-
» te. » (*Grandt.*)

« Elle est le produit de levains parti-
» culiers, de la faiblesse des viscères, et de
» l'appauvrissement du sang. » (*Stalh.*)

« Le principe unique de la goutte réside

» dans le mucilage surabondant des ali-
» mens et des boissons. » (*Liger.*)

« Elle est produite par un acide tarta-
» reux. » (*Hoffmann.*)

» Elle est la suite de l'état d'atonie qui se
» manifeste à un certain âge dans les fonc-
» tions de l'estomac, et consécutivement
» dans les extrémités. » (*Cullen.*)

« Elle est causée par l'altération du fluide
» nerveux produite par le vice de la der-
» nière digestion ou préparation des hu-
» meurs. » (*Barry.*)

« Il faut l'attribuer à une disposition
» causée par une surabondance de bile et
» de pituite, par une altération des hu-
» meurs mal élaborées. » (*Vanderboch.*)

« Elle est due au défaut de la transpira-
» tion insensible dont la matière âcre et
» saline, étant accumulée dans le corps, se
» dépose ensuite sur les articles. » (*Jault.*)

« Elle est l'effet de la combinaison parti-
» culière des fluides animaux. » (*With.*)

« La goutte est due à l'affinité de la
» substance terreuse dominant dans les hu-
» meurs excrémentitielles avec les sucs nour-

» riciers des os et des parties qui leur sont » attenantes. » (*Barthez.*)

Voilà ce qu'ont dit les oracles de la médecine, et ce sont là les documens que la science transmet à ses adeptes. De cette différence d'opinions sont nées ces prescriptions différentes qui ne guérissent pas, et dont l'inutilité ou le danger avertit le jeune médecin de l'impuissance de son art contre une maladie dont la cause si peu connue a donné lieu à tant de définitions obscures et contradictoires.

Qu'y a-t-il de mieux à faire que de porter le flambeau de l'expérience au milieu de ces ténèbres ? Quoi de plus raisonnable que d'abandonner les vaines théories et leurs conséquences absurdes, pour suivre les indications de la nature, étudier les analogies, et puiser dans les unes et les autres la règle de notre conduite ?

Suivant nous, la cause la plus ordinaire de la goutte est dans l'abus du régime. — Son remède est dans le régime.

Le temps, qui consacre les vérités utiles ; l'expérience, qui marche à sa suite, ont parlé en faveur du remède que j'ai indiqué aux goutteux ; et, dans un espace de vingt années, j'ai eu chaque jour à m'applaudir d'avoir fixé l'attention sur l'usage de l'*eau chaude* comme spécifique contre la goutte et les rhumatismes.

Mais la simplicité du remède a dû le faire proscrire.

La médecine, sans doute, est exercée par des hommes honorables, et cette proscription n'a pu être leur ouvrage. Elle est plutôt l'effet de la superstition des hommes, de leur confiance aveugle dans les médicamens que leur complication rend plus imposans, mais surtout dans les remèdes qu'on annonce comme *secrets*.

Pott avait publié comme un excellent pédiluve contre la goutte quatre onces d'acide muriatique dans six pintes d'eau. La réputation de Pott n'a pu faire celle du remède. Un nommé Gontdrand l'a qualifié de remède secret, et dès lors il a eu la plus grande vogue.

La liste des secrets préconisés contre la goutte serait bien longue, et je ne dois pas m'y arrêter ici. Ils ont tous fait plus ou moins de victimes. Je suis loin d'accuser la médecine, alors même qu'elle s'enveloppe ainsi du secret : je reconnais qu'elle a son culte, ses mystères, ses superstitions, et que la croyance des peuples a besoin d'objets inconnus.

Il n'a manqué à l'eau, pour faire fortune et faire en même temps celle de son propagateur, que d'être enveloppée du voile du mystère. Il fallait ne la présenter que comme simple véhicule d'un remède, lui enlever les honneurs de la cure, et les attribuer à un *élixir composé d'une plante venue de l'Arabie*, élixir qui n'aurait été que de l'eau dont on aurait déguisé la diaphanéité et le goût. Quarante-huit gouttes de ce prétendu élixir, mises dans quarante-huit verres d'eau chaude auraient composé un spécifique offert au prix de 48 francs ou plutôt de 48 écus. Alors, il eût été recherché et prôné par tout ce qui compose ce qu'on appelle la bonne compagnie. Le succès du remède aurait, au moins cette fois, justifié la crédulité aveugle.

A peine l'eau chaude a-t-elle été annoncée comme remède contre la goutte, que les faits les plus authentiques, revêtus de l'autorité de médecins, de fonctionnaires publics, préfets, maires, et surtout de goutteux sont venus consacrer ce moyen curatif. Bientôt il est devenu populaire, et les cures se sont multipliées sur tous les points. Dans les voyages que j'ai faits depuis cette époque pour remplir des missions du gouvernement, j'ai trouvé partout le remède accrédité ; j'ai recueilli partout le tribut de la reconnaissance d'un grand nombre de goutteux guéris.

Qu'est-il resté des déclamations et des sarcasmes que les détracteurs du remède n'ont pas épargnés ? Rien que la honte d'en avoir été les auteurs. A quels excès ne se sont pas portés ceux de ces adversaires qui, étrangers à la médecine et à la chimie, n'avaient pas le droit d'émettre une opinion !

Quant aux médecins quelques-uns m'ont opposé des théories et des argumens; j'ai répondu par des faits. Mais au moins le médecin se présentait avec l'autorité du père de la médecine, d'Hippocrate, qui déclare la *goutte incurable par l'art humain.*

Quelque imposante que soit l'autorité d'un génie pareil, les erreurs ne peuvent pas arrêter la vérité. D'ailleurs Hippocrate n'a pas commis d'erreur en déclarant que l'art humain ne peut pas guérir la goutte : non, l'art ne le peut pas. Ses efforts impuissans, depuis Hippocrate jusqu'à nous, ont de reste confirmé cet arrêt.

Au reste, Hippocrate, en refusant à l'art le pouvoir de guérir la goutte, l'accorde à la nature. Il indique la dyssenterie ou les évacuations du bas-ventre comme le moyen curatif qu'elle emploie. Mais les évacuations abdominales ne sont pas la seule crise qui termine les maladies ; les urines copieuses et chargées, les sueurs abondantes et fétides, le vomissement de la matière morbifique, sont aussi des crises qui opèrent la guérison. Incertain sur les voies que la nature veut suivre, que peut faire de mieux le médecin que d'administrer l'espèce de remède qui facilitera l'une où l'autre des crises par lesquelles se terminent toutes les maladies ? Or l'eau et le calorique sont les agens de l'une ou de l'autre de ces crises. Ici, la seule spécialité est de pouvoir être appropriée aux besoins, et de favoriser le vœu de la nature. Si, trompant ce vœu mal prononcé, le médecin administre un pur-

gatif lorsqu'elle veut des sueurs ; un sudo-
rique échauffant, spiritueux, lorsqu'elle veut
une abondante sécrétion d'urine, et *vice
versâ*, il tue son malade.

La nature a dû sans doute affecter de
grandes propriétés à l'eau, de même qu'à
l'air, et surtout au calorique, trois élémens
principaux de la vie ; élémens dont l'altération occasione le plus grand nombre des
épidémies et toutes les endémies.

Il existe plusieurs traités des vertus médi-
cinales de l'eau. On célèbre les miracles des
eaux thermales gazeuses, acidulées, et on
s'étonnerait que l'eau pût être le spécifique
de la goutte, ainsi que des maladies qu'elle
traîne à sa suite ! Croira-t-on devoir lui pré-
férer des poisons, le sublimé corrosif en
pédiluve, l'aconit, la jusquiame, la ciguë,
la belladona, qu'on a administrés contre la
goutte ? car que n'a-t-on pas employé pour
la combattre, sans parler des sinapismes, des
vésicatoires, du moxa ! On m'a reproché de
donner la question ; mais au moins c'est la
question ordinaire, après laquelle on est
guéri, tandis que l'usage des remèdes que
je viens de citer, et qui ne guérissent pas,

mérite bien le nom de question extraordinaire ; c'est la torture ; encore la justice n'y employait pas le feu ; et le moxa est du feu !

Mais comment votre eau chaude agit-elle ? Elle agit soit par la sueur, soit par les urines, soit par les évacuations, rarement par le vomissement, quelquefois elle n'a d'autre effet sensible que de guérir.

Combien de médicamens célèbres en thérapeutique dont il serait plus difficile d'expliquer l'action qu'il ne l'est de se rendre compte de celle de l'eau, de ce fluide dissolvant, calmant, et qui , pénétré de calorique, devient relâchant, apéritif, sudorifique , et dont enfin la quantité prise dans la circonstance dont il s'agit, forme un bain intérieur , à l'aide duquel la nature est conduite vers ses crises !

Mais on me presse d'expliquer le mode d'action de ce remède. Je ne veux pas échapper à cette explication : Molière a dit fort gaîment que *l'opium fait dormir*, *parce qu'il a une vertu dormitive ;* c'est ce qu'on a pu dire de plus sensé, car les nombreuses dissertations publiées sur cette matière n'ont rien appris de plus. C'est à cette réponse qu'on pourrait ramener la solution de tant d'autres questions sur lesquelles on a composé des mémoires ou même des livres dans lesquels on n'a pas appris comment la nature opère dans son impénétrable laboratoire. J'aurais donc pu dire : l'eau guérit ou soulage la goutte ; comme l'opium calme ou procure le sommeil, sans nulle autre crise que les uns ou les autres de ces effets. Néanmoins c'est au médecin, c'est au jugement de l'homme éclairé, que je présente une toute autre solution du problème.

L'humeur arthritique est un sel composé d'un acide (ou urique ou phosphorique), d'une substance calcaire, et, additionnellement, de la décomposition de quelques-unes de nos humeurs : telle est l'opinion des Pères de la médecine. Or tout sel est dissoluble dans l'eau : c'est l'eau que nous prescrivons. Mais les sels calcaires exigent plus ou moins d'eau pour leur dissolution. Le sel arthritique est peu soluble; voilà pourquoi nous prescrivons une grande quantité d'eau, de 12 à 15 pintes. Le goutteux de Thiange, dont il sera question ci-après, en a pris 20 pintes. Il avait une goutte atroce; depuis trois ans il était alité : dans le jour même il a été guéri. Quatre jours ont suffi pour fondre ses nodus, et quatre jours plus tard il avait repris ses travaux anciens, ceux d'ouvrier sur la grande route.—Tel sel, qui ne se dissout qu'en petite quantité dans l'eau froide, se dissout en quantité plus grande dans l'eau chaude ; aussi la prescrivons-nous chaude, et très-chaude. Le calorique est par lui-même un grand dissolvant : or quelle masse de calorique ne résulte-t-il pas de douze à quinze pintes d'eau chauffée à 40 degrés !

Entre autres argumens dictés par l'esprit de parti, on a dit :

« L'estomac a fort à craindre des essais » qui s'écartent des principes d'une bonne » physiologie. »

A chaque époque, la médecine a cru sa physiologie bonne, et c'est par le raisonnement que la scolastique a constamment combattu les découvertes les plus importantes, la circulation du sang, l'inoculation, ainsi que les remèdes les plus héroïques. La physiologie de ces temps-là ne manquait pas d'argumens ; mais dans un siècle où les sciences naturelles font tant de progrès, où l'expérience dément si souvent de pareilles théories, que peuvent ces vieux argumens contre l'évidence des faits?

Qu'avant tout, les médecins s'accordent entre eux.

Ils ont d'abord nié la vertu de l'eau chaude, cependant elle guérit; il a bien fallu le reconnaître et céder à des preuves imposantes et multipliées.

Alors ils ont alarmé sur les suites de la guérison d'une maladie *qu'on ne doit pas*, prétendent-ils, *guérir*. On leur a répondu par l'existence, en bonne santé, de malades guéris de la goutte depuis plusieurs années, entre autres d'une dame octogénaire guérie depuis 3o ans.

C'était en user à la manière de ce philosophe qui, pour toute réponse à celui qui niait le mouvement, se mit à marcher.

Qu'ont-ils fait? C'est la quantité d'eau et le degré de chaleur prescrit qui ont excité leurs réclamations. On a répondu victorieusement. Alors ils ont nié les propriétés de l'eau chaude pour les attribuer à l'eau froide..... Eh bien! les eaux thermales, qu'en diront-ils?

Arrêtons-nous un moment sur la plus célèbre de ces eaux, sur celle de Plombières. Aucune eau minérale et thermale ne produit d'effets aussi miraculeux : les fastes de Plombières attestent que mille et mille individus y ont été guéris de rhumatismes, de sciatique, de goutte fixe ou vague; que mille autres individus, qui n'ont pas obtenu de guérison complète, y ont trouvé l'avantage de n'avoir pas eu de paroxismes aussi rapprochés et aussi rigoureux.

Examinons sans partialité ce que sont les eaux de Plombières. — Minérales? — Non, nulle eau ne l'est moins : vingt-cinq pintes de cette eau donnent à l'analyse 25 grains de terre alumineuse (argile), qui n'est pas plus médicamenteuse que le sable; et quatre ou cinq grains au plus d'alcali minéral, espèce de sel dont notre pauvre machine humaine est toute saturée. Aussi le chimiste Monet, qui a analysé ces eaux, observe-t-il avec raison « qu'il n'y a pas d'eau, si pure qu'elle soit, qui ne donne une pareille quantité de substance terreuse et saline. »

Mais les eaux de Plombières, si peu minérales et conséquemment si peu médicamenteuses qu'on en ferait sa boisson habituelle, sont thermales : le bain des dames a 45 degrés; celui des capucins a 49; les trois fontaines ont 47, 59, 60 degrés.

Si ces eaux, n'étant pas minérales, guérissent cependant, ce ne peut donc être que comme *thermales*, c'est-à-dire comme eau très-chaude. C'est là ce qui constitue leur propriété curative.

Je crois difficile de sortir de ce cercle très-resserré. Objectera-t-on qu'elles sont chauffées au foyer de la nature? — Je réponds, le calorique est un; il n'en existe pas de deux espèces.

Que l'homme riche aille à grands frais recouvrer sa santé à Plombières, en y vivant d'un régime qu'il ne consentirait pas à suivre assis à une table somptueuse; que là il se livre à un exercice salutaire qu'il ne sait pas prendre au sein des plaisirs sédentaires; qu'enfin il y boive *une eau pure et chaude* et suspende pendant ce temps l'usage immodéré des liqueurs spiritueuses.

Quant à celui auquel sa fortune et ses oc-

cupations ne permettent pas ce déplacement,
il peut obtenir le même bienfait auprès de
son foyer, où il chauffera l'eau du fleuve
ou de la source dont il fait sa boisson.

Pourquoi laisserions-nous à l'empirisme,
au hasard, l'honneur de la prescription de
l'eau chaude bue copieusement ? Ne serait-il
pas raisonnable de penser que nous la de-
vons à un médecin qui, éclairé par l'analyse sur l'inefficacité des eaux de Plombières
comme eaux minérales, mais convaincu de
leurs heureux effets comme eaux thermales,
aura jugé que l'eau chaude à 40 degrés devait opérer les mêmes effets, et l'aura ordon-
née aux malades qui ne pouvaient voyager,
en même temps qu'il aura ordonné aux ri-
ches les eaux de Plombières ?

Cependant à combien d'objections faites par
la mauvaise foi ou par la malveillance la prescription de l'eau chaude, comme spécifique
contre la goutte, n'a-t-elle pas donné lieu !
que d'exclamations ! de ah ! ah ! de sarcasmes
on s'est permis sur nos quarante-huit verres
d'eau ! — « C'est troquer la goutte contre
l'hydropisie : ses douleurs contre une véri-
table question : c'est délabrer son estomac

en éteignant les facultés digestives, etc. »
Voici un fait qui servira de réponse à ces
hydrophobes. Je l'extrais de ma correspondance avec M. Lagarde. (*Observation* 20.)

« Dans l'arrondissement de Mauléon et
» sur les Pyrénées, dans un quartier appelé
» *Ahunsqui*, en langue du pays, il y a une
» source d'eau jaillissante d'un rocher sur
» le haut d'une montagne très-élevée. A la
» fin d'août, les cultivateurs du pays, acca-
» blés par les travaux de la moisson, se réu-
» nissent sur cette montagne au nombre de
» plus de six cents, pour se rafraîchir par
» une boisson abondante de cette eau, très-
» froide pendant l'été. Ils y passent quinze
» ou vingt jours, et s'y refont de leurs fati-
» gues. Il y va aussi des malades. J'y ai vu
» des personnes boire jusqu'à soixante ver-
» res avant déjeuner, et les digérer sans
» éprouver le moindre embarras. Cette eau,
» mortelle pour les personnes qui ont la
» poitrine affectée, est un spécifique contre
» les fièvres réglées ; on n'en a pas vu qui
» lui aient résisté pendant quinze jours.
» Mon père y va tous les ans depuis quarante
» ans. Outre que ces eaux tempèrent son

» sang, il a constamment remarqué qu'el-
» les éloignaient les attaques de goutte. Deux
» fois même il y a été ayant les pieds pris
» par la goutte, et l'usage de ces eaux froi-
» des pendant quelques jours a suffi pour
» changer son état en mieux, au point qu'a-
» près quinze jours il pouvait gagner à pied
» le premier village, distant de plus de qua-
» tre lieues. Ces eaux, très-légères, sont
» aussi fort salutaires aux personnes sujet-
» tes à la gravelle. Elles les soulagent en
» leur faisant rendre une grande quantité de
» petits graviers : c'est assurément comme
» dissolvant que cette eau produit ces effets.
» Elle n'a jamais été analysée ; mais, à en ju-
» ger par le goût, elle ne contient aucun
» minéral. »

Ces eaux froides ont éloigné les attaques
de goutte, et en ont dissipé parfois de légè-
res atteintes. Voilà pour les partisans de l'eau
froide; mais combien plus puissamment agit
une eau thermale ou chaude bue aussi copieusement ! M. Lagarde (20) offre ce dou-
ble exemple : l'eau froide a calmé ou éloigné
ses attaques de goutte après un usage suivi
pendant quinze jours. Mais c'est dans le jour

même que l'eau chaude a terminé sa cure !
J'en appelle au tribunal du bon sens et de la
bonne foi.

On boit soixante verres à la source d'A-
hunsqui, et cela depuis le lever jusqu'au déjeuner ; et ces soixante verres se digèrent facilement. Nous en prescrivons quarante-huit
dans un espace de douze heures, et l'on
cherche à alarmer les malades sur l'effet de ce
traitement !—A ces insinuations de la malveillance j'oppose le témoignage des malades qui
tous ont bien dormi d'un sommeil calme et
profond, qui tous ont bon appétit et ont bien
digéré : il y aurait là de quoi fermer la bou-
che aux détracteurs les plus opiniâtres, si le
bon sens pouvait trouver accès au milieu
des agitations de l'intérêt personnel. Ce ne
sont point ici de vagues et vaines dissertations, mais bien des faits imposans et péremptoires.

Lorsque je publiai la vertu de l'eau chaude, spécifique de la goutte, on voulut en rire,
car de quoi ne rit-on pas en France ? Le Vau-
deville s'en empara ; les épigrammes et les
niaiseries ne furent point épargnées. Mais
l'humanité, consolée dans une de ses plus

cruelles afflictions, était un bien qui ne
permettait pas de tenir compte de quelques
ridicules plaisanteries. Bientôt le remède fut
attaqué plus sérieusement. On opposa des
théories, qui toutes ont été démenties par les
faits. Des médecins répondirent à des médecins; les adversaires du remède furent ré-
duits au silence.

Je ne m'étais pas dissimulé qu'il fallait me
préparer au combat, et que pour accréditer
l'eau chaude, je devais ne pas en découvrir
la piscine sans faire flotter sur ses bords la
bannière de l'expérience.

Passons à l'exposé des faits.

1.—En 1802 j'ai connu Mme.Baraillon, propriétaire à Paris, rue des Fossés M. le Prince.
Elle avait alors plus de quatre-vingts ans.
Trente ans auparavant elle avait souffert
d'un rhumatisme goutteux; elle avait eu la
totalité du corps entrepris, tous les mouvemens enchaînés; des douleurs excessives, enfin la réunion de tous les accidens pendant
six semaines. Les secours de la médecine
avaient été inutiles. La nature était sans force
pour opérer une crise salutaire. Un des amis
de cette dame arrive un matin chez elle; il

lui apporte les détails qu'il venait de recueillir sur une cure étonnante, opérée dans
un cas pareil, par l'usage de l'eau, *de quarante-huit verres d'eau chaude bue dans l'espace de douze heures.* — L'atrocité des douleurs décide la malade ; elle se mit à boire,
*de quart d'heure en quart d'heure, une tasse
de sept à huit onces d'eau chaude.* Trente
tasses suffirent pour dissiper, comme par
enchantement, les douleurs que ressentait
Mme. Baraillon ; alors elle suspendit, et privée
depuis long-temps du sommeil, elle s'y
abandonna. Il ne lui restait de ses longues
souffrances que de la pesanteur dans un bras.
Redoutant les suites de cet accident, et se
reprochant de n'avoir pas exécuté ponctuel-
lement la prescription, elle se décida,
quinze jours après, à recommencer la bi-
bition d'eau chaude. Elle alla cette fois
jusqu'à quarante verres. La faim et le sommeil ne lui permirent pas de passer outre.
Elle mangea un potage, s'endormit et la
cure fut complète.

Au bout de quinze ans, cette dame, alors
âgée de soixante-cinq ans, eut une nouvelle
invasion de goutte : douleur, rougeur, en-

flure aux articulations, perclusion totale, et bientôt nodus aux doigts de la main droite. Elle crut devoir laisser agir la nature; bien décidée à revenir à son eau, si elle n'éprouvait aucun amendement. Il n'y en eut point. Elle fixa le jour où elle reprendrait son régime hydropote. Elle commença à six heures du matin; à dix heures le mouvement des mains était entièrement rétabli. Cette fois, les *quarante-huit verres d'eau furent bus.* Le lendemain les douleurs et l'enflure avaient disparu : depuis lors, nul retour de goutte. Au moment où j'appris ces détails d'elle-même, en présence de madame sa sœur et d'une nièce qui habitaient avec elle, cette dame avait plus de quatre-vingts ans, et jouissait de la meilleure santé.

Cette cure, dont j'avais connaissance depuis deux à trois ans, était le sujet de mes observations, lorsque je lus dans les œuvres de Marmontel le fait suivant :

« Marmontel était affecté du clavus, espèce particulière de migraine; son siége est le sourcil, et la douleur qu'elle occasione est le battement d'une artère, dont chaque pulsation est un coup de stylet qui semble percer jusqu'à l'âme. Il avait tout fait pour obtenir guérison ou soulagement; rien ne lui avait réussi. Genson, artiste vétérinaire, entre chez Marmontel dans le moment de sa souffrance; il lui conseille de l'eau, beaucoup d'eau. Marmontel suit la prescription et guérit. *Fluida facere opportet*, dit Hippocrate (aphorisme 9, livre II), il faut rendre la fluidité aux humeurs coagulées par le principe de la goutte.

Rapprochant cette anecdote du récit de madame Baraillon, et des observations que j'avais faites, je fus confirmé dans l'opinion que j'avais prise en faveur de l'eau dans le traitement de la goutte. Dès lors je me fis un devoir de donner de la publicité à cette opinion, espérant la faire servir au soulagement des goutteux et à la pratique des médecins.

La suite de cet écrit apprendra si mon espoir a été trompé.

M. le baron Desmousseaux, préfet du département de l'Ourthe, m'écrivit en date du 3 mai 1805 :

2. — « Je m'étais empressé, Monsieur, de » faire insérer, dans le Mémorial administra- » tif du département, la notice que vous

» avez publiée sur l'efficacité de l'eau
» comme spécifique contre la goutte et les
» maladies analogues. Je me félicite aujour
» d'hui de pouvoir vous apprendre le succès
» d'une première expérience faite dans ce
» département. Attentif, comme vous l'êtes,
» à propager toutes les découvertes utiles à
» l'humanité, l'un de vos plaisirs les plus
» vifs est sûrement d'en connaître les résul-
» tats. Vous lirez donc volontiers le procès
» verbal dressé par l'adjoint au maire de
» Thiange pour constater la cure opérée sur
» le sieur Hennuy, habitant de sa commune.
» Je le joins à la présente. »

Mairie de Thiange, le 22 avril 1805.

« Nous soussigné, adjoint au maire de la
» commune de Thiange, troisième arrondis-
» sement du département de l'Ourthe, certi-
» fions et attestons qu'ayant lu dans le Mé-
» morial administratif de ce département
» un article qui traite des vertus médicina-
» les de l'eau comme spécifique pour les
» rhumatismes goutteux et la goutte com-
» plète, signé A.-A. Cadet-de-Vaux, et
» connaissant un journalier, père de fa-

» mille, habitant de cette commune ,
» nommé Joseph Hennuy, atteint depuis
» deux ou trois ans d'un rhumatisme gout-
» teux, ayant la totalité du corps entre-
» prise, pas un mouvement de libre, dou-
» leur excessive , enflure aux pieds et aux
» mains; les parties charnues des mains
» glandées, le bas des jambes vers les che-
» villes des pieds également glandé, la dou-
» leur la plus aiguë étant, lorsque le mal
» porte vers la pointe des pieds, à la
» grosse articulation des pouces, j'ai appro-
» ché à plusieurs reprises cet individu, lui
» ai communiqué et fait comprendre les
» détails parvenus à ma connaissance ; qu'il
» s'agissait de quarante-huit verres conte-
» nant sept à huit onces d'eau chaude à
» boire dans l'espace de douze heures, pour
» obtenir sa guérison ; il s'y décida. Le 25
» avril dernier, il commença à boire de
» quart d'heure en quart d'heure sept à
» huit onces d'eau chaude.

» J'ai prêté mes soins au malade toute la
» journée, et malgré la faiblesse où il se
» trouva vers le trentième verre, occasionée
» par la crise que ce spécifique préparait

» au mal, je l'ai tellement encouragé, que
» vers quatre heures après midi il but la
» dernière et quarante huitième portion. Un
» quart d'heure après il mangea une soupe;
» vers les six heures il se mit au lit, et dor-
» mit d'un profond sommeil jusqu'au
» jour. Le matin, 16 avril, se découchant, il
» trouva le mouvement du corps et les arti-
» culations libres, pas la moindre douleur.
» Le 17 au matin, toutes les enflures aux
» pieds et aux mains avaient disparu; les
» glandes étaient fondues les 18 19 et 20; la
» bise ou vent du nord a constamment
» dominé, ce qui lui occasionait une dou-
» leur aiguë à la partie où était le siége du
» mal. Les 21 et 22, plus de douleur, toujours
» de mieux en mieux, et guérison complète.

» De tout quoi, j'ai fait, dressé et cloturé
» le présent procès verbal, à Thiange, les
» jours mois et an que dessus, et a, ledit
» Hennuy, signé avec nous.

» *Signé* H.-J. HAMEL, maire adjoint;
» J. HENNUY. »

A quelques jours de là, le 21 mai, on lisait dans un journal de médecine, rédigé par
une société de médecins, de nouveaux détails

que ne contient pas le procès verbal, mais que je regarde comme très-intéressans, puisqu'ils font connaître par quelle crise la cure s'est opérée ; les voici :

« On peut exhumer et reproduire les
» plaisanteries, trop méritées sans doute,
» échappées à Molière sur les médecins po-
» lypharmaciens, et celles, injustes peut-
» être, de Lesage sur la médecine très-sim-
» ple de Sangrado ; mais pour nous, qui
» trouvons plus utile de soulager les maux
» que d'en rire, qu'on nous permette de
» reproduire sérieusement la recette si heu-
» reusement employée pour la cure de la
» goutte. Nous avons reçu des renseigne-
» mens particuliers sur la guérison de Jo-
» seph Hennuy. Ils nous ont été donnés par
» un habitant de Huy, témoin oculaire de
» la bonne santé de l'individu. C'est à Thian-
» ge, village à un quart de lieue de Huy,
» que le fait s'est passé à l'égard d'un ou-
» vrier nommé Joseph Hennuy, gisant au
» lit depuis trois ans, avec des nodosités qui
» le rendaient impotent, et maintenant si
» bien guéri, qu'il est employé comme com-
» pagnon maçon à la route neuve. Au reste,

» son exemple est rassurant à la fois pour le
» succès et pour la quantité du liquide bu.
» Le malade était à peu près vers le milieu
» de sa tâche lorsqu'il s'est manifesté une
» sueur si abondante, que l'eau a trans-
» sudé de toute sa peau, et a traversé draps
» et matelas. Cette sueur était tellement fé-
» tide, que tout le monde a déserté la cham-
» bre du malade, excepté sa femme et le
» maire adjoint de Thiange. Il buvait l'eau
» aussi chaude qu'il pouvait la supporter.
» La crise a été terminée par un profond
» sommeil de dix heures, jouissance qui
» lui était refusée depuis bien long-temps.
» A son réveil, il s'est levé et a demandé
» à manger. »

Il est bon d'observer que le goutteux de
Thiange est du nombre de ceux qu'Hippocrate enveloppe dans un arrêt d'incurabilité.
Voici cet arrêt : *Je dis des goutteux que ceux-*
là, ou qui sont d'un âge avancé, ou qui ont
aux articles des nodus, des callosités, ou qui
vivent misérablement et n'ont pas la liberté
du ventre, qu'aucun ne peut guérir par l'art
humain. (Hipp. lib. 2. prædict.) Le goutteux
de Thiange était donc un de ceux dont Hip-

pocrate n'eût pas tenté la guérison. L'eau a opéré cette cure.

3.— Le fait le plus rapproché de la publicité du remède est celui d'une femme de chambre qui, obligée de se lever toutes les nuits pour le service de sa maîtresse, avait contracté dès long-temps de violens rhumatismes. Elle en souffrait excessivement depuis six semaines, et surtout d'une douleur intolérable dans les reins et dans la cuisse : le lumbago et la sciatique. Un traitement suivi, boissons, lavemens, laxatifs minoratifs ne lui procuraient aucun soulagement ; elle se détermina à faire usage de l'eau chaude. Vers la neuvième heure elle éprouva une révolution très-sensible. Cette crise fut le changement du siége de la douleur ; elle quitta les reins, la cuisse, et se porta au pied droit ; elle mangea un potage et dormit. Il survint pendant la nuit rougeur, inflammation et douleur à ce pied, en sorte qu'un accès de goutte, assez léger pour lui permettre de reprendre son service, est devenu la crise de ce rhumatisme goutteux chronique, qui était une maladie cruelle et grave. La reprise de la boisson aurait sans doute terminé cet accès de goutte et prévenu son retour. Ici les effets de l'eau se sont bornés à cette crise heureuse. Dans la circonstance dont il s'agit, les urines n'ont pas à beaucoup près répondu au volume d'eau bue, dont la quantité n'a été que de neuf pintes.

4. — Le 1er. juin 1805 je reçus, à six heures du matin, la visite de M. Villems, Hollandais, homme grand et robuste. « Je » viens, dit-il, saluer mon libérateur. Vous » voyez un homme qui a été alité par la gout-» te aux deux pieds pendant trente jours de » suite, après lesquels j'ai eu vingt jours de » relâche : un second accès aussi violent est » venu me réaliter. Hier j'ai bu vos quarante-» huit verres d'eau, et le soir j'aurais pu dan-» ser. Me voici, je n'éprouve pas la plus légère » douleur : du douzième au quinzième verre, » j'ai abondamment évacué ; du vingt au vingt-» sixième, j'ai éprouvé des envies de vomir » qui se sont dissipées ; du trente au trente-» sixième verre, j'ai éprouvé du soulagement » dans les deux pieds, et j'ai eu encore quatre » fortes évacuations ; enfin, après le quarante-» huitième j'ai mangé et dormi. »

Cette guérison si complète ne laissait pas oublier à M. Villems l'excès des douleurs qu'il avait supportées. Il me demanda comment prévenir le retour de semblables accès. — En vivant de régime, lui dis-je, en usant avec sobriété de mets succulens, surtout de vin ou de liqueurs. Le conseil parut sévère à mon Hollandais, qui me quitta en me disant : — Bast ! on guérit de la goutte en douze heures.

L'observation qu'on vient de lire présente un intérêt tout particulier, parce qu'elle éclaire sur un des effets que ce remède produit, et qu'en même temps elle est l'application de ce que dit Hippocrate, qui, dans son arrêt d'incurabilité, excepte celui chez lequel il survient une dyssenterie ou toute autre fonte qui précipite par le bas.

5. — Le 31 mai 1805, on m'écrivait de Cébazat, département du Puy - de-Dôme :

« Monsieur, la reconnaissance étant un » des premiers devoirs de l'homme, je croi-» rais y manquer si je ne vous rendais un » compte exact des effets qu'a produits sur » moi votre remède contre la goutte.

» Dans la nuit du 11 au 12 de mai, je fus
» atteint d'une attaque de goutte, cruelle
» maladie qui me ronge depuis sept années.
» Je me décidai de suite à faire le remède
» que vous indiquez. — Je commençai le
» 12 au matin, à huit heures, à boire un
» verre d'eau chaude de quart d'heure en
» quart d'heure. Je continuai jusqu'à six
» heures du soir, où je tombai dans une
» défaillance qui ne me permit pas d'en
» boire davantage. L'attaque de goutte, qui
» avait commencé au pied droit, s'annon-
» çait pour être très-violente ; depuis plu-
» sieurs jours je dormais très-peu, je ne
» mangeais point, j'avais la tête embarras-
» sée, et j'éprouvais en urinant de violen-
» tes douleurs dans le canal de l'urètre.
» Après le trente-sixième verre, je rendis
» une gorgée de matière blanche comme du
» lait, mais plus compacte que du lait caillé.
» Du trente-sixième au quarantième verre,
» je rendis quatre autres gorgées de la même
» matière, aussi blanche et aussi compacte
» que la première, mais accompagnée de
» glaires très-épaisses. Après le quarantième
» verre, je rendis plusieurs gorgées d'eau

» claire comme je l'avais bue. Ne pouvant
» aller plus loin, à cause de l'état de fai-
» blesse dans lequel je me trouvais, je pris
» au bout d'une demi-heure quelques ali-
» mens légers, et je fus me coucher. La
» nuit commença par un affaissement
» général qui finit vers le matin par un bon
» sommeil. En m'éveillant je me trouvai
» très-bien, et à mon grand étonnement n'é-
» prouvant aucune douleur de goutte. De-
» puis cette époque elle m'a totalement
» abandonné. J'ai mesuré les quarante
» verres d'eau que j'ai bus; ils égalent à
» huit pintes, mesure de Paris. »

Ce phénomène, d'une matière blanche et
plus compacte que le lait caillé, rendue par le
vomissement, s'est renouvelé chez une dame
qui réside à Paris, laquelle a vomi une
matière blanche qu'accompagnait une eau
d'une extrême acidité.

6.— Le maire de la ville de Saint-Tropez,
département du Var, m'écrivait sous la date
du 10 juin 1805.

« Monsieur, je m'empresse de vous
» transmettre les détails suivans sur une

» cure opérée par· le remède auquel vous
» avez donné une salutaire publicité.

» M. Abeille était tourmenté depuis quin-
» ze ans de la goutte, qui se manifestait
» périodiquement deux fois l'année. N'ayant
» pu obtenir aucun soulagement de tous les
» remèdes mis en usage, il s'est décidé à
» faire l'épreuve de votre spécifique.

» Le malade, après avoir bu 48 verres
» d'eau, urina abondamment ; ses urines,
» excessivement chargées d'abord, devinrent,
» après un intervalle de huit heures, pro-
» gressivement plus claires. La peau resta
» moite toute la journée ; ni l'estomac ni
» les autres organes ne furent fatigués ; il
» n'éprouva qu'un peu de faiblesse, occa-
» sionée sans doute par la diète. Le som-
» meil de la nuit suivante, très-paisible, n'a
» été interrompu que par le réveil le plus
» agréable. Contre son ordinaire, M. Abeil-
» le s'habilla lui-même et se mit à parcou-
» rir la ville, et sans canne, au grand
» étonnement de tout le monde. Depuis il
» jouit de la santé la plus parfaite ; quel-
» ques légers écarts qu'il ait faits pour la
» mettre à l'épreuve, elle n'a éprouvé au-

» cune altération ; il tient un régime ha-
» bituellement doux. De petits accidens, qui
» faisaient reparaître autrefois les douleurs,
» se renouvellent aujourd'hui sans produire
» même le plus léger symptôme de sa ma-
» ladie. »

7.— « Un autre particulier de ma com-
» mune, M. J. Lieutaud, ancien capitaine
» de marine, âgé d'environ soixante ans, a
» éprouvé l'heureux effet de votre spécifique.
» Je dois ajouter que sa cure, ou tout au
» moins le grand soulagement qu'il a obte-
» nu, offre une foule de circonstances très-
» remarquables. M. Cavalier, docteur en
» médecine à Saint-Tropez, en publiera les
» détails.

» Les services que vous avez rendus à
» l'humanité sont trop précieux pour que je
» ne partage pas la reconnaissance publique ;
» recevez aussi l'expression de la mienne
» en particulier et de celle de ma com-
» mune.

» *Signé* MARTIN, maire. »

Pendant que ces faits étonnaient les départemens ; pendant que des témoignages
nombreux et authentiques attestaient sur

tous les points de la France et dans la capitale, des cures vraiment miraculeuses, une voix s'éleva contre le spécifique qui les opérait. Un journal, le Publiciste, du 10 juillet 1805, contenait une lettre anonyme dont l'auteur, soi-disant médecin et goutteux, essaya de jeter l'alarme au milieu de l'enthousiasme général. Portant, au reste, à la maladie dont il souffrait, un respect qui ne lui permettait pas d'y toucher et un culte de martyr, il terminait sa lettre par le passage suivant :

« C'est une question de savoir s'il serait sage de guérir la goutte, quand on le pourrait, et si elle n'est pas très-salutaire à ceux que la nature en a gratifiés ? »

Signé P. N. *médecin goutteux.*

Dans le même journal, on lisait, quelques jours plus tard, la réponse que voici :

« Tout le monde convient que la goutte
» est une cruelle maladie, et M. P. N., gout-
» teux ou non, médecin ou non, en con-
» viendra aussi : c'est une vérité de senti-
» ment sur laquelle les avis ne peuvent être
» partagés ; mais M. P. N. ne veut ni guérir
» ni être guéri, ce qui ne laisse pas d'être

» étonnant dans un malade ou dans un
» médecin.

» Les goutteux vont être très-embarrassés.
» M. Cadet-de-Vaux leur dit : Voulez-vous
» être guéris du mal qui vous tourmente,
» buvez quarante-huit verres d'eau chaude.
» M. P. N. leur dit, au contraire, qu'il ne
» serait pas sage de guérir la goutte, quand
» on le pourrait, et que cette maladie est
» très-salutaire pour ceux que la nature en
» a gratifiés.

» Dans cette position, comment ne pas se
» jeter dans les bras de M. Cadet-de-Vaux ?
» En effet, quoi de plus facile que de boire ?
» quoi de plus simple que de l'eau ? quoi
» de plus certain qu'un spécifique présenté
» par un homme habile et connu, et attesté
» par une foule de témoins désintéressés
» qui ont vu, qui ont senti, qui enfin ont
» été guéris ?

» Pour détruire cette consolante idée
» M. P. N. nie les faits et leur oppose des
» théories.

» Ceux qui ont été guéris existent ; on
» peut les voir, les interroger. Il est rare
» qu'un malade puisse s'abuser au point de

» dire qu'il a été guéri, quand il continue
» de souffrir ; quand un paralytique prend
» son lit sur son dos et court par la ville,
» il est difficile de lui soutenir qu'il est en-
» core impotent, et qu'il a tort d'aller re-
» mercier son médecin... »

A cette occasion, j'écrivis à messieurs les
rédacteurs du Publiciste la lettre qu'on va
lire.

« Messieurs, si je répondais à la lettre
» anonyme du médecin qui ne veut pas
» qu'on guérisse la goutte, je lui dirais
» qu'Hippocrate n'était pas de cet avis, car
» il admet la *dyssenterie comme moyen heu-*
» *reux de sa guérison*. Or si Hippocrate
» avait connu la propriété qu'a l'eau de pro-
» curer cette dyssenterie et d'opérer des
» crises diverses, celle des urines, de la
» transpiration, du vomissement de la ma-
» tière arthritique, suivant les conditions
» dans lesquelles se trouve le malade, Hip-
» pocrate aurait rangé ces quatre crises sur
» la même ligne.

» Les observations que je publie sont
» étayées de faits péremptoires ; elles seront
» ma seule réponse à la lettre de l'anonyme

» imprudent. Fort d'expériences multi-
» pliées, je n'abandonnerai pas cette posi-
» tion favorable pour me livrer à une dis-
» cussion polémique, et, me dépouillant
» de cette imposante autorité, descendre
» dans l'arène pour combattre des théories
» plus ou moins spécieuses.

» La nature de votre journal ne vous per-
» met pas, Messieurs, d'y consigner les faits
» dont ma correspondance me donne connais-
» sance. Parmi ceux qui viennent de m'être
» transmis, permettez moi cependant de citer
» les cures suivantes. La première est celle
» d'un habitant de Morlaix, dont le docteur
» Baudier a suivi le traitement et dont il adres-
» se l'observation au Journal de Paris. Une
» autre a eu lieu à Saint-Trond. MM. Donk et
» Steinen, docteurs-médecins s'expriment
» ainsi : «Après mûre délibération, nous avons
» trouvé convenable de faire faire à M. Mees-
» ter l'essai du spécifique publié par M. Cadet-
» de-Vaux. Le succès le plus complet a rempli
» notre attente et la confiance du malade. »

8. — M. Besgayeres, habitant de Paris,
m'écrit: « Je ne pouvais pas me traîner le jour
» où j'ai pris votre remède. J'étais dans la

» situation la plus douloureuse. Le change-
» ment a été miraculeux, au point que j'ai
» pu aller me promener le soir, de la rue
» d'Hauteville jusqu'aux Bains chinois. »

Prends ton lit, et marche ! s'applique déjà
à plus de trente goutteux à ma connaissance.

Je termine par le fait que voici, et j'au-
rai opposé à un médecin anonyme et indis-
cret, des médecins connus et observateurs.

9. — Le docteur Séguy a prescrit l'usage
de l'eau à madame Daubenton, marchande,
galeries du Palais Royal, que j'ai vue hier.
Le récit de son affreuse situation, ainsi que
de sa cure prompte et surprenante paraî-
trait de ma part de l'exagération. Ses douleurs étaient atroces ; et, suivant ses propres
expressions et celles de son mari, elle était
dans un état de convulsion, de délire et de
rage. En quelques heures, l'eau administrée
avec les ménagemens qu'exigeait l'état de
la malade, et qu'a prescrits M. Seguy, a
opéré un nouveau prodige. Il y a de cela
cinq semaines, et cette dame continue d'être
sans douleurs. — C'est le hasard qui m'apprit
ce fait ; d'où je conclus que tous ne sont pas
parvenus à ma connaissance : c'eût été pour-

tant une juste récompense d'un zèle qui ne s'est pas ralenti malgré tant de difficultés!

Le 6 juillet le journal de Paris publia la lettre suivante, datée de Morlaix, département du Finisterre.

10, — « Messieurs, en dépit de la guerre » que la mauvaise foi fait à toutes les décou- » vertes qui, en simplifiant la thérapeutique » médicale, tendent à procurer des moyens » prompts et peu dispendieux à l'humanité » souffrante, des expériences multipliées et » suivies de succès viennent couronner les » efforts des savans qui en ont enrichi le » domaine de l'art de guérir. Vous avez déjà » publié dans votre journal plusieurs faits » qui constatent l'efficacité de la boisson » d'eau chaude que M. Cadet-de-Vaux re- » commande contre la goutte : permettez que » j'y ajoute une observation qui vient à » l'appui de ce qui a été avancé au sujet » de cette méthode salutaire.

» M. Gardet, commandant de la garde » nationale de Morlaix, sujet à la goutte de- » puis nombre d'années, vient d'en éprouver » une attaque violente qui l'a retenu au lit » environ dix à douze jours. Il avait em-

» ployé inutilement les divers moyens connus
» jusqu'à ce jour, ses douleurs devenaient
» de plus en plus aiguës, lorsqu'ayant enten-
» du parler du remède de M. Cadet-de-Vaux,
» il se décida à en faire usage, malgré la
» répugnance qu'inspire la nécessité d'ava-
» ler, en douze heures, une aussi grande
» quantité d'eau chaude.

» Étant parvenu à prendre toute la dose, il
» éprouva vers le soir un bien-être, une sou-
» plesse dans tous les membres, qui furent
» suivis d'une abondante transpiration et
» d'une excrétion considérable d'urines, les-
» quelles formaient au fond du vase un sé-
» diment tartareux de quelques lignes d'é-
» paisseur. Le lendemain, il a pu se lever,
» n'éprouvant plus de douleurs, et pouvant
» se livrer à ses exercices journaliers, qu'il
» continue sans la moindre difficulté.

» Quoique des auteurs recommandables
» nient l'existence d'une matière morbifique
» dans les affections arthritiques, il est facile
» de se convaincre par la nature du sédiment
» qui accompagnait l'excrétion urinaire,
» que quelque sel d'un genre tartareux ou
» urineux, en un mot, les principes chi-

» miques contenus dans ce produit excré-
» mentitiel , tel que l'acide phosphorique,
» le phosphate de soude , d'ammoniaque et
» de chaux, portés à un certain degré de
» prédominence , peuvent être la matière
» capable de produire la goutte.

» Cette supposition donnerait d'elle-même
» l'explication du succès de la méthode de
» M. Cadet-de-Vaux.

» En effet, l'eau étant reconnue pour le
» plus actif des dissolvans, il doit en résulter
» que d'abondantes potions de ce fluide doi-
» vent porter dans toute l'étendue du corps ,
» et plus rapidement sur les organes de la
» sécrétion de l'urine , le relâchement du
» système cellulaire, et par suite, la division
» et la décomposition de la matière morbifi-
» que, qui devient dès lors susceptible d'être
» poussée et chassée au dehors par la voie
» des excrétions.

11. — M. Baillet, négociant à Dieppe, fut
atteint le 12 mars 1805 d'un violent accès de
goutte. Le 24 juin suivant, il fit usage de l'eau;
le soir du même jour il m'écrivit : «Je dispose
» du premier moment de santé pour vous
» remercier de me l'avoir fait recouvrer. »

12. — M. Sivié, demeurant à Sarlat, département de la Dordogne, fut saisi le 1er.
janvier 1805 par un fort accès de goutte,
dont il souffrait encore lorsque, le 30 mai suivant, il eut recours aux quarante-huit verres
d'eau chaude. A cinq heures du soir, il a pu
marcher, se déshabiller, se mettre au lit
sans aucun aide, ce que depuis cinq mois
il n'avait pu faire. Il a eu quatorze heures de
sommeil non interrompu. Le lendemain les
douleurs étant entièrement dissipées, il a
pu se livrer à quelque exercice. La crise a
été un vomissement. Dans une lettre posté-
rieur M. Sivié termine ainsi : « Depuis cette
» époque j'ai un appétit à ne point me ras-
» sasier ; mes digestions se font à merveille,
» et je dors infiniment mieux depuis l'usage
» du remède , que je bénis, ainsi que celui
» à qui j'en suis redevable. »

13. — M. Moreaux, imprimeur, rue Tra-
versière-Saint-Honoré, attaqué depuis vingt-
un mois d'un violent accès de goutte, était
perclus de ses jambes, après avoir inutilement tenté dans ce long intervalle, eaux
minérales en boisson, en bains, et remèdes
de tous genres, il a fait usage de l'eau. Son

état en fut amélioré ; il put se lever, se coucher et marcher dans son appartement ; il y avait diminution de douleurs et prolongation de sommeil, et M. Moreaux se serait abonné à cet à-compte. Son médecin, membre de la faculté de Paris, qui jouit d'une réputation méritée, témoin de ce premier succès, lui conseilla l'itératif usage du remède. D'autres temps, d'autres mœurs ; ces quarante-huit verres d'eau, il y a un siècle, de même que l'émétique, auraient fait schisme : il y aurait eu la secte des hydrophiles et celle des hydrophobes : aujourd'hui la médecine, mieux éclairée du flambeau des sciences physiques, a pu apprécier ce moyen curatif ; car pour le physicien, pour le chimiste, ainsi que pour le médecin, l'eau prend des caractères divers, et ils sont d'une grande énergie à leurs yeux.

M. Moreaux a depuis vaqué à ses affaires, fait de longues courses, et chaque jour a fortifié sa santé délabrée. « Je n'ai que la peau » sur les os, me mandait-il ; depuis que j'ai » bu de l'eau, j'ai le meilleur appétit pos- » sible, et je ferais, si j'osais me le per- » mettre, six repas par jour. »

Et l'on a dit que l'eau devait affaiblir l'estomac ! j'en appelle à cet appétit, à ces bon-
nes digestions des goutteux dont les cures
m'ont été connues.

M. Moreaux, citoyen estimable, époux et
père, malheureux depuis vingt-un mois par
l'excès et la continuité de ses souffrances,
jetait dans le désespoir une famille à laquelle le dépérissement graduel de sa santé
inspirait les craintes les plus vives. J'avais
vu couler les larmes de son épouse lorsqu'elle vint auprès de moi chercher des es-
pérances. Quelques jours plus tard, je devais
voir couler, et moi-même répandre au sein
de cette vertueuse famille les larmes du bonheur. La fille de M. Moreaux, jeune et in-
téressante personne, me dit en se jetant
dans mes bras : *Vous devenez pour moi un
second père, m'ayant ainsi rendu le mien.* Il y
a pour les amis de l'humanité des jours heureux, et pour leur vieillesse d'heureux souvenirs. Oui, sans doute, et arrivé à mon seizième
lustre, ce sont encore des larmes qui coulent
de mes yeux en relisant cette épreuve.

Le 28 juillet de la même année on lut
dans le Publiciste la lettre suivante :

« Quelques médecins ont prétendu que
» l'eau chaude devait *rappeler et fixer la*
» *goutte à l'intérieur.* L'un d'eux a même
» avancé qu'elle devait y *agir comme vesi-*
» *catoire.* » D'autres médecins ont répondu.
Quant à moi, j'oppose des faits avérés à des
raisonnemens captieux ; en voici un tout ré-
cent.

14. — « M. Deslandes, demeurant à Paris,
» rue Montmartre, près le boulevart, a la
» goutte depuis vingt ans. Il ne s'est pas écou-
» lé quinze jours dans ce long intervalle sans
» qu'il ait eu des atteintes plus ou moins for-
» tes et fréquemment de longs accès. Le der-
» nier, accompagné de tous les accidens, l'a
» mis dans le plus imminent danger. L'hu-
» meur de la goutte a attaqué à la fois les ex-
» trémités inférieures, le bas-ventre, l'esto-
» mac, la poitrine, la tête ; il y a eu impo-
» tence des jambes, paralysie de la vessie ,
« douleur excessive dans les organes envahis
» par la goutte ; enfin délire.

» M. Deslandes a pour médecin un de nos
» plus habiles praticiens qui employait avec
» succès jusqu'ici les sinapismes pour appeler
» la goutte aux pieds ; ils n'ont cette fois, pro-

» duit d'autre effet que le dépouillement des
» jambes. » — Tous ces accidens ont cédé
à l'usage des 48 verres d'eau chaude.

« Il y a plus, une ancienne surdité, effet
» probable de la goutte, a paru céder aussi;
» et pendant quelques heures l'ouïe est de-
» venue meilleure. N'étant point médecin,
» je ne disserterai pas. Je vous adresse ces
» faits pour l'intérêt des goutteux, et pour
» ajouter aux jouissances que doit faire
» éprouver à M. Cadet-de-Vaux le récit d'une
» cure nouvelle. »

Signé C. S. S.

15. — « P. S. J'aurais bien à vous citer le
» fait d'un officier de santé, goutteux de son
» métier, qui, après avoir déclamé contre
» l'eau, dans un renouvellement de goutte
» qu'il eut la semaine dernière, s'est *clan-*
» *destinement, nuitamment,* décidé à ce qu'il
» appelait une question. Le surlendemain
» il a été voir ses malades que depuis cinq
» jours il avait laissés là; mais, étant dans
» sa confidence, je ne trahirai son secret
» que s'il redevient déclamateur contre l'eau
» chaude. »

J'ai vu M. Deslandes, ancien confiseur,

rue Montmartre ; j'ai vérifié, auprès de lui, tous les détails de la lettre qu'on vient de lire. Les sinapismes qui réussissaient constamment à rappeler la goutte aux extrémités avaient été sans effet cette fois. Tous les organes de la vie étaient inondés par l'humeur arthritique ; ils étaient autant de filons dont le corps était la mine. Tout était envahi : le cerveau, la poitrine, l'estomac, la vessie et les extremités ; il y avait délire, suffocation, douleurs vives à la région épigastrique, paralysie de la vessie et écoulement involontaire des urines. M. Deslandes périssait, lorsqu'enfin son médecin se décida à lui administrer les quarante-huit verres d'eau chaude.

Madame Deslandes, désespérée de l'état de son mari, s'était jetée dans une voiture pour aller vérifier par elle-même quatre ou cinq cures qu'on lui avait annoncées. Elle se rendit, entre autres, chez M. Brusley, qui, sans avoir complétement guéri de la goutte la plus fâcheuse, avait obtenu la cessation d'accidens graves. Rentrée chez elle à 11 heures du soir, on commença l'usage de l'eau jusqu'au lendemain matin à pareille heure. — Les accidens furent rapidement dissipés ; une ancienne surdité céda, comme par miracle, aux effets de l'eau.

Je le demande avec assurance, la médecine offre-t-elle, dans ses mille et mille remèdes, dans ses compositions pharmaceutiques, l'exemple d'un spécifique qui transporte ainsi le malade de son lit aux champs, et renouvelle sous nos yeux le miracle du paralytique de l'Évangile.

Mais suivons M. Deslandes. Trois mois révolus (et jamais il n'avait franchi un pareil intervalle sans un violent accès), notre goutteux eut un faible retour de goutte à l'estomac; notons bien à *l'estomac!* à l'instant, il prit les quarante-huit verres d'eau, et aussitôt ce léger accident fut dissipé.

Six mois plus tard, j'ai vu M. Deslandes jouissant de la plus excellente santé, et n'ayant plus de son état habituel de souffrance que l'affaiblissement des parties inférieures, qui date d'accès antérieurs à celui que l'eau chaude a guéri. Ici, l'effet de l'eau s'est étendu au delà du paroxisme.

Je le répète, ce malade était *mort* pour tous ceux qui l'environnaient; c'est à l'eau qu'il doit la vie et la santé brillante dont je l'ai vu jouir long-temps après sa cure. C'est à l'eau qu'il devra de goûter le repos qu'il s'était préparé pour terminer sa carrière dans une honorable aisance. Cette douce affection dont je suis pénétré, cette attendrissante idée d'un homme honnête rendu au bonheur et à celui de sa famille, sont bien propres à émousser les épigrammes de la sottise et à consoler des sarcasmes de l'indifférence.

Depuis cette suspension des accès de la goutte, que devient la matière arthritique journellement renouvelée chez cet individu, mais journellement combattue par le régime sévère auquel M. Deslandes n'a jamais cessé d'être fidèle? La sécrétion s'en fait par les urines, et elle ne menace plus tous les organes de la vie. Les urines de M. Deslandes charient habituellement une substance qui se dépose et prend concrétion. Voici l'analyse de cette substance faite par Ch.-L. Cadet de Gassicourt, mon neveu.

« La matière que j'ai été chargé d'exa-
» miner était d'un blanc assez pur, quel-
» ques portions étaient jaunâtres à la sur-

» face. Le tout pesait douze grains. J'ai
» versé dessus de l'eau distillée, et j'ai
» chauffé jusqu'à ébullition. Par cette opé-
» ration la matière a perdu cinq grains. J'ai
» séparé les sept grains insolubles, et j'ai
» examiné la solution. D'abord claire et
» transparente, elle s'est légèrement trou-
» blée par le refroidissement et est devenue
» opaline ; le tannin la rendait plus trouble
» encore, elle verdissait le sirop de violette,
» précipitait le nitrate de baryte, le nitrate
» d'argent et l'eau de chaux ; cette dernière
» en dégageait un peu d'ammoniaque. La
» potasse, l'ammoniaque, ni l'acide oxali-
» que ne l'altéraient pas. Je conclus, de
» ces différens phénomènes, que la partie
» soluble de la matière était composée d'un
» peu de muriate de soude, de phosphate-
» ammoniaco de soude, et d'un peu de
» gélatine. Le précipité insoluble a été traité
» par l'acide sulfurique faible ; il n'a point
» fait effervescence, et a été converti en
» grande partie en sulfate de chaux, ce dont
» je me suis assuré en mettant un excès
» d'acide, et en précipitant la chaux par
» l'acide oxalique. J'ai filtré : l'acide, libre

» dans la liqueur, a été saturé par du car-
» bonate de soude; il a encore abandonné
» de la chaux, et le sel résultant de cette
» combinaison était du phosphate de soude,
» qui, traité par les charbons, a manifesté
» la présence du phosphore.

» Ainsi dans les douze grains de matière
» analysée, il y avait

> » Phosphate de chaux. . . 7 grains.
> » Sel fusible d'urine, ou⎫
>   » phosphate-ammonia-⎬ 3 grains.
>   » co de soude, environ.⎭
> » Muriate de soude. . . . $\frac{1}{2}$ grain.
> » Gélatine. . . . . 1 gr. $\frac{1}{3}$. »

Les résultats de cette analyse confirment
le système de M. Berthollet sur la goutte.

On lisait dans le Journal de Paris une
lettre de Valognes, en date du 14 juillet
1803, ainsi conçue :

16. — « C'est à qui recourra au spécifique
» de M. Cadet-de-Vaux ; tous nos goutteux
» en font l'essai, et il n'est pas de merveille
» qu'il ne produise : c'est pour nos vieillards
» la fontaine de Jouvence. Je citerai, entre

» autres cures, celle de M. Lanouville, pré-
» posé à l'inscription maritime à Harfleur. Ce
» septuagénaire, attaqué de la goutte depuis
» quarante années, et forcé tous les ans à
» garder le lit deux à trois mois, résolut de
» prendre les quarante - huit verres d'eau
» chaude pour prévenir le paroxisme d'un
» mal dont il n'avait cessé de ressentir les dou-
» leurs. Au huitième verre, il éprouva quel-
» ques tranchées qui se dissipèrent peu à peu;
» le quatorzième occasiona beaucoup de
» vents; au trentième la moiteur devint sen-
» sible; croyant, au quarante-sixième, sentir
» une pesanteur sur l'estomac, il refusa les
» deux derniers. Les urines ont conservé
» pendant le traitement toute leur limpidité.
» Deux heures après qu'il fut terminé, le
» malade prit une légère soupe, s'endormit
» sur les six heures du soir, et ne se réveilla
» que le lendemain matin à sept heures. Il
» vit avec plaisir que son sommeil n'avait
» point été interrompu, comme cela lui ar-
» rivait ordinairement; ses jambes désenflées,
» ses douleurs dissipées, lui causèrent beau-
» coup de satisfaction ; mais sa joie fut plus
» vive, lorsque, venant à marcher, il sentit

» que ses articulations étaient souples et
» qu'il n'éprouvait aucune douleur. »

17. —Le 28 août 1805 , M. Guillemardet,
préfet de la Charente-Inférieure , m'adressa
la lettre qu'on va lire.

« Je m'empresse, Monsieur, de vous faire
» connaître le succès complet de la première
» épreuve de l'usage de l'eau chaude, pour la
» guérison de la goutte , qui vient d'avoir lieu
» sous mes yeux, au chef-lieu du départe-
» ment que j'ai l'honneur d'administrer.

» M. de la Martinière , ancien officier ,
» commandant la compagnie des vétérans, né
» d'une famille goutteuse , et atteint de cette
» maladie depuis plusieurs années avec des
» symptômes très-alarmans, obligé de tenir le
» lit et la chambre les trois quarts de l'année,
» était dans cet état il y a cinq jours, lorsque,
» frappé des exemples multipliés de guérison
» publiés dans les journaux , et pénétré de
» l'efficacité du remède, je me suis empressé
» de l'en instruire , et ne l'ai quitté qu'après
» lui avoir donné le plus grand désir d'en
» faire usage.

» Le lendemain, à cinq heures du matin ,
» il avait bu son premier verre , et il a conti-

» nué, de quart d'heure en quart d'heure
» jusqu'au quarante-huitième, sans éprouver
» la moindre fatigue d'estomac; au vingtième
» verre, les urines ont abondamment pris
» leur cours jusqu'à la fin. Alors le malade
» s'est trouvé libre de tous ses membres, a
» mangé avec appétit, et s'est promené dans
» sa chambre ; le lendemain il a fait une
» promenade à pied à la campagne , et il est
» venu me remercier du conseil salutaire que
» je lui ai donné.

» Je vais publier cet exemple, et j'espère
» qu'il sera suivi par ceux de mes administrés
» qui souffrent de la même maladie. Je vous
» félicite et vous remercie en leur nom du
» précieux service que vous venez d'ajouter
» à ceux que vous rendez chaque jour à la
» société, etc. »

» *Signé* GUILLEMARDET. »

18.—M. de Poëderlé me mandait de Hales,
département de la Dyle :

« M. Latour, officier de santé, qui a servi
» pendant quatre ans dans nos armées , éta-
» bli à Rebec, distant d'une petite lieue de
» chez moi, vient de guérir un goutteux qui,
» depuis plus de trois mois, ne bougeait de

« son lit. C'est le samedi qu'il lui a admi-
» nistré vos quarante-huit verres d'eau, et
» très-chaude ; le lendemain dimanche notre
» goutteux a été à la messe, au grand étonne-
» ment de tous. La crise s'est opérée par les
» urines, qui ont passé troubles et ont beau-
» coup déposé. »

On va lire une lettre de M. Rabaut Po-
mier, ministre du saint Évangile, sur laquelle j'appelle la plus sérieuse attention,
aussi-bien que sur les observations qui l'accompagnent.

19.— « Monsieur, en publiant un remède
» contre la goutte qui restait ignoré sans votre
» zèle pour tout ce qui intéresse l'humanité,
» vous lui avez donné un degré de certitude et
» d'utilité dont la reconnaissance doit vous
» tenir compte. Ce qui en confirme l'effi-
» cacité vous appartient ; ceux qui ont con-
» naissance de ses succès vous en doivent
» l'hommage et la communication au public ;
» c'est ce qui me décide à vous instruire de
» celui qu'il a obtenu sur un de mes amis.
» M. S..., âgé d'environ quarante ans,
» d'un tempérament bilieux, menant une
» vie active, sobre dans le manger et dans

» le boire, appelé à faire de fréquens voya-
» ges, a éprouvé depuis environ quinze ans
» des douleurs rhumatismales qui se renou-
» velaient tous les ans vers le printemps. Il
» y a environ six mois, ces douleurs occupè-
» rent la poitrine; une sueur copieuse le
» soulagea momentanément; elles se trans-
» portèrent à la cuisse droite, mais elles de-
» vinrent plus aiguës, et mirent le malade
» dans l'impossibilité de marcher. Vers le
» quatrième mois, elles devinrent plus vives;
» pendant huit jours, il ne put pas même res-
» ter au lit, redoutant le secours de la main.
» Les douleurs de la cuisse diminuèrent,
» mais pour se porter sur le talon droit; les
» chevilles s'enflèrent avec rougeur, les
» douleurs occupèrent les articulations et
» en empêchèrent les mouvemens.

» Fatigué des remèdes qu'il avait faits, et
» désolé de leur inutilité, il se décida à em-
» ployer celui que vous avez rendu public,
» avec les précautions et le succès que je
» vais détailler.

» La veille, il dîna à trois heures, comme
» à son ordinaire; le soir, à neuf heures,
» avant de se coucher, il prit un bouil-

» lon qui, dans la nuit, passa par les urines.
» Le lendemain, à sept heures du matin, il
» but un verre d'eau de la Seine, à la tem-
» pérature de la saison. Chaque verre qu'il
» prit de quart d'heure en quart d'heure
» contenait sept onces ; ils passaient facile-
» ment par les urines, ce qui l'encouragea à
» continuer. Lorsqu'il eut bu les trente-six
» premiers verres, il se trouva extrême-
» ment soulagé, au point que l'articulation
» du talon reprit son jeu, et qu'il put mar-
» cher dans sa chambre sans s'appuyer. Une
» heure après le quarante-huitième verre,
» sentant le besoin de manger, il soupa
» comme à l'ordinaire, et fut agréablement
» surpris de pouvoir aller jusqu'à son lit
» avec deux béquilles, ce qu'il n'avait pas
» pu faire depuis long-temps. La nuit se
» passa presque sans douleur ; on l'aida à se
» lever, et il marcha seul avec une bé-
» quille. Il déjeuna, et une demi-heure après
» il marcha dans sa chambre sans nul appui :
» la journée se passa de mieux en mieux. Le
» lendemain il se trouva dispos et guéri, et
» vaqua à ses affaires. Depuis lors il n'a
» éprouvé aucune espèce de symptôme de

» son ancienne maladie, et il se porte mieux
» que jamais.

» Je dois vous dire, Monsieur, que le
» malade ne se borna point à mesurer l'eau
» qu'il buvait, il mesura aussi les urines
» qu'il rendait dans un verre de même ca-
» pacité. Quoiqu'il se fût abstenu de boire
» depuis son dîner de la veille autre chose
» qu'un bouillon avant de se coucher, qu'il
» urina dans la nuit, il se trouva cependant
» avoir rendu *soixante verres d'urine* au
» lieu de quarante-huit verres d'eau qu'il
» avait bus. Les premiers verres furent très-
» chargés et colorés, les autres le furent
» moins; successivement ils devinrent à
» peu près limpides; il aperçut, surtout
» dans les dernières urines, des *filamens*
» *blanchâtres, fins et flexibles comme un che-*
» *veu*, de la longueur du doigt, et nageant
» dans le liquide.

» L'eau qu'il but avait été prise à la ri-
» vière la veille, et déposée dans une fon-
» taine sablée, placée dans une pièce où il
» n'y avait point de feu; il la but à cette
» température ordinaire. »

J'ai vu la personne qui fait le sujet de

cette lettre ; je l'ai entendue s'exprimer avec une vive énergie sur l'excès de ses douleurs, sur leur cessation subite après quatre mois de continuité, mais principalement sur le brillant état de santé dont elle jouissait depuis cette époque. Un matelas jeté sur le parquet, c'est là qu'il s'étendait ; le lit, non-seulement lui refusait tout repos, mais ajoutait à la violence de ses douleurs ; le contact d'une main étrangère lui devenait insupportable ; s'il essayait à se déplacer, c'était à l'aide d'une table sur laquelle il s'appuyait et qu'il roulait devant lui. *Aussi*, disait M. P. S., *ma guérison a été pour moi un rêve*, et il m'a fallu *quelques jours pour y croire.*

Dix mois plus tard, j'ai revu M. Souliez ; il jouissait de la meilleure santé, et n'avait pas eu le plus léger ressentiment de son rhumatisme.

20.— M. Lagarde m'écrivait le 17 août 1805.

« Monsieur, mon père, notaire à Mau-
» léon, département des Basses-Pyrénées,
» est sujet depuis près de vingt ans à des
» attaques de goutte qui le retiennent quel-
» quefois pendant six mois sur son fauteuil.

» Se trouvant atteint d'une de ces attaques
» qui le menaçait de longues douleurs, il
» s'est décidé à user de votre remède. Les
» effets en ont été trop heureux pour me
» permettre de vous les laisser ignorer, et
» le rétablissement de mon père m'intéresse
» trop pour ne pas vous en remercier.

— » Voici ce que mon père me mande en
» date du 5 juillet. « J'ai été menacé d'une at-
» taque de goutte des plus violentes; mon ge-
» nou gauche s'est trouvé fortement pris;
» mais, grâces à la découverte de M. Cadet-de-
» Vaux, je crois en être quitte pour cette
» fois. C'est hier que j'ai fait usage de l'eau
» chaude. J'ai bu les quarante-huit verres
» de cinq heures du matin jusqu'à cinq heu-
» res du soir, avec plus de facilité que je ne
» l'espérais. J'ai bien dormi la nuit dernière,
» et j'ai été me promener aujourd'hui jus-
» qu'aux champs très à mon aise. Il ne me
» reste qu'un peu de gêne au genou, l'en-
» flure n'ayant pas entièrement disparu. »

Du 6 juillet. « L'enflure de mon genou
» n'a que peu diminué, cependant je n'ai
» pas eu le moindre élancement la nuit der-
» nière, et je marche assez facilement. »

Du 22 juillet. — « J'arrive dans ce
» moment de Calostre (métairie à une
» lieue de la ville), et j'aurais oublié ma
» goutte sans un peu de sensibilité au genou
» quand je veux le plier fort ; mais je n'ai
» rien senti ni aux pieds ni ailleurs. Je suis
» heureux que cette découverte ait été pu-
» bliée si à propos, car sans ce remède j'é-
» tais sur mon fauteuil pour cet été, et peut-
» être pour l'hiver. »

« Mon père, dans une lettre du 11
» août, m'écrit que la chambre des notai-
» res, dont il est membre, devant se réu-
» nir à Saint-Palais, il se sent le courage de
» s'y rendre ; car, dit-il, tous les symptô-
» mes de la goutte ont disparu. Il faut ob-
» server que Saint-Palais est à huit lieues
» environ de son domicile, et que le voya-
» ge, à travers les montagnes et par de très-
» mauvais chemins, est des plus pénibles.»

Je ne veux pas qu'on puisse me reprocher
de passer sous silence un fait dont s'est em-
parée la malveillance sans chercher à le vérifier et à connaître les circonstances qui le
caractérisent. Je l'abandonne à l'impartialité

de mes lecteurs. M. Foulong Dubosq, président du canton de Lavardac, département de Lot-et-Garonne, m'écrivit en août 1805.

« Monsieur, attaqué depuis trente-sept
» ans de la goutte, j'en ai eu et j'en ai très-
» fréquemment des attaques très-douloureu-
» ses, mais dans toutes les parties de mon
» corps. Je n'ai point fait de remède pour
» en guérir, parce que j'ai cru cette ma-
» ladie incurable. Toutes mes articulations
» sont affaiblies au point que je ne marche
» qu'avec la plus grande difficulté, et que mes
» pieds demeurent excessivement gonflés.

» La découverte que vous avez faite de
» l'eau chaude, ce que j'ai appris des bons
» succès de ce remède, m'ont déterminé à
» en faire usage.

» En conséquence, j'ai pris les quarante-
» huit verres d'eau chaude dans l'espace de
» douze heures, lors d'une attaque que je
» viens d'avoir, espérant le même succès
» que tant d'autres ont obtenu. J'ai donc bu
» les quarante-huit verres d'eau chaude, à la
» vérité les uns plus chauds que les autres,
» mais toujours l'eau plus chaude que tiède.
» Je n'ai point eu de vomissement, je n'ai

» point eu de sueurs, mais une moiteur peu
» abondante. A la suite du remède, j'eus
» un sommeil de huit heures, le plus doux
» et le plus tranquille que j'aie jamais eu.
» C'est le premier bienfait que j'en aie res-
» senti ; mes douleurs sont moins fortes, je
» n'en ressens que très-peu, mais toujours
» une faiblesse dans toutes mes articula-
» tions, et l'humeur continue de se faire
» ressentir dans quelque partie de mon
» corps.

» Je viens vous prier, Monsieur, de me
» faire l'honneur de me communiquer vos
» observations, et de me dire si je ferais
» bien de répéter le remède, dans le calme
» où je suis, ou si je dois attendre d'avoir
» une nouvelle attaque pour le faire, et
» quel degré de chaleur doit avoir l'eau, si
» je viens à la prendre de nouveau. Mon
» estomac, après la boisson de l'eau chau-
» de, est dans le même état où il était avant
» de faire le remède.

» Quand on a consacré sa vie, comme
» vous l'avez fait, à des sciences utiles à
» l'humanité, on doit s'attendre aux plus
» heureux succès, et, comme je partage les

» sentimens de reconnaissance que vous doi-
» vent ceux qui éprouvent vos bienfaits,
» j'ose me flatter que vous voudrez bien
» m'honorer d'une de vos réponses, etc. »

Je répondis à M. Dubosq le 3o août.
Peu après, je lus dans le journal de Paris,
du 19 octobre 1805, un article dans lequel on annonçait la mort de M. Dubosq.
Dans cet article anonyme, et sans aucune
espèce de garantie, (la malveillance et
l'esprit de parti n'y regardent pas de si près)
c'était à n'en pas douter l'effet de l'eau ; jamais accusation plus grave ne fut présentée
avec moins d'autorités : ni nom de lieu, ni
date, ni signature. Cependant dix autres
journaux, sur la foi du premier, n'ont pas
hésité à s'en rendre les échos ; ils n'ont pas
regardé comme inhumain d'alarmer les
goutteux qui avaient usé du remède, ou
d'en éloigner ceux qui pouvaient y trouver
leur guérison.

Je dus ne rien négliger pour détruire le
mal que pouvait produire la légèreté de
quelques journalistes qui semblaient ralliés
sous la devise : Calomnie toujours, la cica-
trice en reste.

Je m'adressai aux autorités du département de Lot-et-Garonne pour me procurer,
sur cette mort, tous les renseignemens capables d'en faire connaître la vraie cause.
Je reçus , sous la date du 22 décembre
1805, une lettre de M. le préfet du département, et une de M. le sous-préfet du
canton de Lavardac, accompagnées du rapport de M. Millac, officier de santé, et de
celui de M. Cabiran-Cabanis , docteur en
médecine à Nérac.

M. le préfet, dans sa lettre, s'exprime
avec tout l'intérêt qu'inspire la cause de
l'humanité. « Je suis informé, dit-il en finis-
sant, que cette contrée offre des exemples
de cures miraculeuses opérées par la boisson de l'eau chaude, et notamment à Mois-
sac, département du Lot. »

Voici l'extrait des rapports des médecins
que j'ai cités ci-dessus.

« M. Foulong Dubosq, dans le plus fort
d'un accès de goutte, le plus aigu que jamais il eût éprouvé, et il était goutteux depuis quarante ans, retenu ou alité pendant
la majeure partie de l'année, M. Foulong a
bu quarante-huit verres de sept onces d'eau

chaude pendant l'espace de douze heures,
Les quinze premiers ont provoqué une
abondante sécrétion d'urine très-bourbeuse.
— Le malade éprouva bientôt après un
amendement sensible ; au bout de douze
heures les douleurs se renouvelèrent et s'a-
mendèrent ensuite graduellement, au point
que le malade se leva ; le troisième jour, il
put marcher avec des échâsses qu'il quitta le
huitième jour pour ne se servir que d'une
canne. Pendant un mois il continua de boire
un verre d'eau chaude tous les matins. *Son
appétit se soutenait*, mais on l'alarma sur le
plus long usage de ce régime, et il y sub-
stitua trois verres par jour d'eau froide.
Quinze jours plus tard se déclara la maladie
à laquelle il a succombé. *Le dimanche il dîna
très-bien ;* le soir il eut une indisposition
qu'on regarda comme une *indigestion.* Le
lendemain il se leva à son ordinaire ; dans la
journée il se déclara une fièvre violente, accompagnée d'une soif ardente, d'une grande
sécheresse à la peau, d'une forte douleur de
tête, de nausées très-fréquentes, de vomisse-
mens spontanés et de délire continuel. C'est
le vendredi suivant que le malade mourut. »

La conclusion du rapport du médecin est que M. Foulong Dubosq est mort d'une inflammation gangréneuse qui a principalement porté sur la gorge et les viscères, pronostic que le médecin avait tiré de l'état du malade auprès duquel il fut appelé le mardi seulement, et qu'il trouva avec tous les caractères d'une de ces maladies aiguës inflammatoires auxquelles les vieillards, *amateurs*, sont très-sujets, et auxquelles ils succombent promptement, surtout quand ils sont usés par de longues infirmités et par le vice du régime. Or tel était l'état de M. Foulong Dubosq, et l'eau qui guérit la goutte ne préserve pas de la mort.

Les détracteurs de l'eau chaude ne s'arrêtèrent pas en si beau chemin. Un journal littéraire, qui se prêtait plus complaisamment que d'autres aux déclamations de l'esprit de parti, rendit compte de la guérison de M. Fleury, brasseur, au Hàvre, opérée par les quarante-huit verres d'eau, mais ce compte fut rendu avec des circonstances capables de faire reculer le plus intrépide des goutteux ; car la mort semblait avoir été dans un des plateaux de la balance et la guérison dans l'autre. Je ne fus point trompé par le ton d'assurance avec lequel le fait était raconté. J'écrivis à M. Fleury, et voici la lettre que je reçus de lui, datée du 11 décembre 1805.

21. — « Monsieur, conformément à vos
» désirs, je vais vous faire part de ma cure.
» J'ai pris cinquante-deux verres d'eau,
» pour tâcher de me débarrasser d'une goutte
» qui, chaque hiver me tourmentait horri-
» blement. Elle me prit à la fin de l'été
» dernier, et aussitôt je m'empressai de faire
» le remède que l'on doit à votre généreuse
» philanthropie. Le lendemain j'éprouvai une
» grande faiblesse; mais, dès le jour suivant,
» j'eus un très-grand appétit. Depuis ce
» temps je n'ai pas ressenti la plus légère
» apparence de mon mal, et je ne cesse pas
» de bien digérer. Je bénis celui à qui l'hu-
» manité souffrante doit une aussi utile dé-
» couverte. Croyez que c'est le sentiment
» que ne cessera d'avoir.

» FLEURY aîné, rue aux Lards. »

Tel est le fait qui fournit matière à des sarcasmes et aux plus indécentes plaisan-teries. La publication d'un moyen de guérir la plus cruelle des maladies, pouvait-elle me faire craindre une pareille persécution ! Mais j'ai tort de me laisser aller à la plainte. J'ai trouvé de si douces compensations ! On en jugera par la lettre suivante :

22. — Le 8 janvier 1806, Monsieur le sous-préfet de Ville-Franche, département du Rhône, m'écrivait :

« Je m'empresse, Monsieur, de vous faire
» partager le bonheur dont je jouis. Je suis
» bien récompensé de la juste confiance
» que j'ai eue dans l'usage de l'eau chaude
» contre les maladies arthritiques ; j'en re-
» cueille le fruit. Mon épouse vient d'être
» délivrée en douze heures, et comme par
» enchantement, du plus violent lumbago,
» dont les douleurs atroces durant trois
» jours, n'avaient obtenu aucun soulage-
» ment de tous les secours de la méde-
» cine, etc. »

23. — M. le juge de paix du canton de Gardanne, département des Bouches-du-Rhône, m'adressa en date du 26 février 1806, la lettre suivante.

« Monsieur, les amis de l'humanité ne
» peuvent être qu'indignés de l'affectation
» avec laquelle certains journalistes ont pris

» à tâche de tourner en ridicule le précieux
» remède contre la goutte auquel vous avez
» donné une utile publicité. La meilleure
» manière de répondre à leurs sarcasmes,
» est celle que vous avez adoptée, la publi-
» cation des faits. Vous les en accableriez
» si tous vous étaient connus, car il est peu
» de départemens où il n'y ait eu nombre
» de guérisons merveilleuses , dues aux
» quarante-huit verres d'eau chaude.

» Je me fais un plaisir et même un devoir
» de vous en communiquer une à laquelle
» j'ai participé, et qui, si elle fournit à ces
» messieurs l'occasion de quelque plaisan-
» terie bonne ou mauvaise, offrira aussi, je
» l'espère , la nature de quelques réflexions
» utiles à ceux qui s'occupent sérieusèment
» de l'art de guérir.

» Trouvez bon que je donne quelque
» étendue au récit que j'ai à vous faire, les
» détails ne vous en paraîtront pas superflus.

» Le sieur *Joseph Finaud*, propriétaire
» dans la commun de Gardanne, âgé de cin-
» quante-deux ans, doué d'une forte con-
» stitution, et d'un caractère énergique,
» était sujet depuis dix-sept ans , à des accès

» périodiques de goutte, qui affectaient al-
» ternativement ses mains, ses pieds, ses
» genoux et ses coudes et qui se faisaient
» même sentir dans la clavicule et les ver-
» tèbres du cou. Ces accès étaient souvent
» accompagnés de douleurs qui le faisaient
» tomber en syncope, et lui ôtaient pendant
» trois, quatre, cinq, six, jusqu'à sept
» mois, l'usage de ses bras et de ses jambes ;
» ils commençaient à se faire sentir dans le
» mois de décembre et ne le quittaient que
» dans la belle saison.

» Après avoir épuisé tous les remèdes,
» tous les palliatifs qu'il est si naturel de
» chercher en pareil cas, il s'était arrêté à
» celui-ci : il plongeait dans l'eau presque
» bouillante la partie devenue trop doulou-
» reuse ; cette immersion diminuait pres-
» que toujours les souffrances. Elle occasio-
» nait, à la vérité, une enflure, une raideur,
» et un engourdissement de la partie, très-
» lents à se dissiper, mais que le malade
» préférait à une douleur insupportable.

» Long-temps après la publicité donnée
» au spécifique de la goutte, le sieur Fi-
» naud était encore retenu chez lui par cette

» cruelle maladie ; on lui conseilla d'essayer
» des quarante-huit verres d'eau ; mais il
» était déjà prévenu contre ce remède,
» qu'il ne jugeait que par ce qu'il en avait
» lu dans certains journaux que je m'abs-
» tiens de nommer. Il rejeta bien loin ce
» conseil, et comme à l'ordinaire il attendit
» que les chaleurs de l'été lui apportassent
» quelque soulagement.

» Au commencement de décembre der-
» nier, ses accès le reprirent. Il en éprouva
» un très-violent à la main gauche. Il eut
» recours à son remède accoutumé, l'im-
» mersion dans l'eau presque bouillante.
» Cela diminua un peu la douleur ; mais la
» main devint raide et engourdie au point
» qu'il ne pouvait en remuer les doigts ;
» l'épaule et la clavicule gauche devinrent
» très-douloureuses ; et le malade s'attendait
» à avoir, cette année, une des plus furieu-
» ses attaques de goutte qu'il eût jamais
» essuyées.

» Heureusement j'eus occasion de le voir
» en cet état. Je lui témoignai mon étonne-
» ment de ce qu'il n'avait pas tenté le spéci-
» fique nouvellement publié. *Me conseille-*

» *riez-vous sérieusement*, me dit-il, *de faire
» usage de pareil remède* ? Je l'assurai que je
» le ferais à sa place, que j'avais connaissan-
» ce de plusieurs guérisons opérées par l'eau
» chaude ; et tirant mes argumens de l'effet
» qu'il en éprouvait lui-même, quand il y
» plongeait la partie malade, je parvins à lui
» inspirer pour le bain intérieur une con-
» fiance sans bornes, ainsi que vous l'allez
» voir.

» Le 17 septembre, ayant eu un accès à la
» cheville du pied gauche, et la douleur
» de la main recommençant à se faire sentir,
» il but quarante-huit verres d'eau un peu plus
» que tiède; il en reçut un léger soulagement
» qui l'engagea à y revenir le surlendemain,
» jeudi, jour de mon audience à Gardanne.
» J'allai le voir; il était sur la fin de ses
» quarante-huit verres, et il ne se trouvait
» pas beaucoup mieux. Je m'aperçus que
» son eau n'était guère plus que tiède. Je
» lui dis qu'il aurait dû la prendre aussi
» chaude qu'il aurait pu la supporter. Il
» me promit de le faire à l'autre reprise
» qu'il ne renvoyait pas plus loin qu'au
» surlendemain, car le petit soulagement

» qu'il éprouvait lui avait donné autant de
» confiance qu'il avait auparavant de mépris
» pour ce remède.

» Je ne voulus point prendre sur moi de
» lui conseiller de se gorger ainsi coup sur
» coup d'une aussi grande quantité d'eau
» chaude : je l'engageai à attendre que j'eus-
» se consulté là-dessus.

» Je me hâtai d'écrire à Aix, à mon frère
» le docteur Gibelin, membre des sociétés
» de médecine de Paris et de Londres, et,
» rassuré par ce qu'il me répondit en faveur
» du spécifique dont on vous doit la connais-
» sance, j'allai dire au sieur Finaud qu'il n'a-
» vait rien à craindre en le réitérant ; je con-
» seillai seulement d'attendre, pour le recom-
» mencer, qu'il éprouvât un nouvel accès.

» Il ne tarda pas, car dans la nuit du 26
» au 27 décembre, il eut une attaque très-
» forte au gros doigt du pied gauche, avec
» rougeur, intumescence et douleur insup-
» portable. Il eut aussitôt recours à l'eau
» aussi chaude que je le lui avais conseillé.
» Au neuvième verre, il éprouva un sou-
» lagement notable qui alla toujours en aug-
» mentant jusqu'au quarante-huitième; son

» pied s'enfla considérablement, et le len-
» demain matin, l'enflure et la rougeur
» étant à peu près dissipées, le malade se
» crut radicalement guéri.

» Mais, le 29 au soir, la goutte se porta
» au genou gauche, avec une violence et
» et une douleur si cruelles, que le sieur Fi-
» naud n'eut pas la patience d'attendre au
» lendemain, et qu'il se mit dès les neuf
» heures du soir à reprendre ses verres
» d'eau chaude; au onzième verre la dou-
» leur diminua sensiblement; elle était pres-
» que entièrement dissipée au quarante-hui-
» tième qu'il prit à neuf heures du matin,
» et il s'endormit tout de suite.

» Le soir, son genou était très-enflé, mais
» avec peu de douleur. Enfin le lendemain
» matin, premier jour de l'an 1806, la dou-
» leur, la rougeur, l'enflure, tout avait dis-
» paru, et mon homme, ne pouvant conte-
» nir sa joie, vint à pied de Gardanne à
» ma maison, au Verger, et fit ainsi, en
» venant et retournant, treize kilomètres
» pour avoir le plaisir de me remercier.
» Il ne me trouva pas et il écrivit sur mon
» bureau la lettre suivante :

« M. le juge de paix, il y a dix-sept ans
» que je n'ai eu la satisfaction d'aller souhai-
» ter la bonne année à personne, ayant tou-
» jours été dans cette saison perclus de
» tous mes membres, au point de ne pou-
» voir remuer qu'avec les douleurs les plus
» cruelles. Je profite avec transport de la
» faculté de marcher et de la santé que je
» dois à vos bons avis, pour venir vous re-
» mercier et vous faire part des vœux que
» je fais pour vous et pour M. Cadet-de-
» Vaux. Puisse le ciel vous récompenser
» l'un et l'autre comme vous le méritez ; lui,
» pour avoir publié ce merveilleux remède ;
» et vous, monsieur, pour avoir mis tant de
» zèle à me persuader d'en faire usage ! Je
» vous salue, etc. »

» Depuis cette époque, le sieur Finaud
» a toujours vaqué à ses affaires ; mais
» comme la main qui avait subi l'immersion
» dans l'eau bouillante était restée raide,
» engourdie, et même un peu douloureuse,
» le 10 janvier, au soir, la douleur étant
» devenue plus sensible, il eut de nouveau
» recours à la boisson d'eau chaude. Au
» trente-unième verre, la douleur étant

» calmée et le sommeil s'emparant de lui,
» il discontinua et s'endormit : il était alors
» cinq heures du matin. Le lendemain
» 12, regrettant de s'être arrêté au trente-
» unième verre, il recommença et prit en-
» core quarante-huit-verres en douze heu-
» res, ce qui lui a enfin rendu l'usage de sa
» main : elle a changé entièrement de peau,
» elle est saine et libre comme l'autre.

» Ainsi, le sieur Finaud, par sa persévé-
» rance à faire usage de l'eau chaude dont
» il a pris jusqu'à deux cent soixante-onze
» verres de huit onces en six fois, dans moins
» d'un mois, a obtenu son entière guérison. Il
» n'a plus ni douleurs, ni enflure ; il mar-
» che et agit librement ; il fait de très-lon-
» gue promenades, et vient presque tous
» les jours à mon audience pour m'accom-
» pagner, à mon retour chez moi, au Verger,
» ne cessant de me parler de sa guérison
» miraculeuse, de son bonheur, et des
» obligations qu'il m'a, dit-il, d'avoir dé-
» truit ses préventions contre ce remède ad-
» mirable.

» C'est à vous, Monsieur, que je dois
» cette jouissance ; elle me paraît bien préfé-

» rable à celle que recherchent certains hom-
» mes en tâchant de ridiculiser une aussi
» précieuse découverte.

» Agréez les sentimens d'estime et de reconnaissance, etc.

» *Signé* GIBELIN-DAVID, juge de paix. »

A combien de misérables objections ré-
pond ce nouveau fait ! Mais ne les rappelons
pas par générosité pour ceux qui les ont si
légèrement avancées ; ils ont bien pu, par
ces déclamations, nuire à beaucoup de goutteux qu'ils ont intimidés, mais ils n'ont pu
nuire au remède que cent et cent cures pro-
clament le *spécifique des maladies arthritiques.*

Le 27 février 1806, M. Bonhomme, docteur en chirurgie, chirurgien en chef de
l'hôpital de Ville-Franche, département de
l'Aveyron, écrivait au rédacteur d'un journal de médecine.

24.—« Monsieur, depuis la découverte des
» vertus de l'eau chaude bue à très-haute
» dose contre la goutte, vous avez invité
» les gens de l'art à recueillir les observa-
» tions qu'ils pourraient faire, et à vous les
» communiquer. Je réponds à cette invita-

» tion, en vous adressant l'histoire de la
» cure suivante, et je vous prie de la ren-
» dre publique afin que si quelqu'un se
» trouve dans le même cas (et assurément
» le nombre en est grand), cet exemple
» puisse lui être utile.

» Jean Verdier, brigadier de la gendar-
» merie à la résidence de Ville-Franche,
» âgé de cinquante-cinq ans, d'un tempé-
» rament fort et vigoureux, éprouve de-
» puis environ dix ans des attaques de goutte
» qui se renouvellent dès qu'il est mouillé
» par la pluie ; mais régulièrement tous les
» deux ans, et alors avec plus d'intensité.
» L'humeur goutteuse attaque presque tou-
» jours, dans son début, le gros doigt du pied
» gauche, y produit de l'enflure et de l'in-
» flammation, et peu à peu gagne toute
» l'articulation du pied : il en est absolu-
» ment perclus et condamné à garder le lit.
» Ses vives souffrances durent ordinairement
» huit jours, après lesquels il souffre moins
» pour se lever, appuyer ses pieds et faire
» quelques pas : presque toujours, en moins
» d'un mois, la maladie cesse au point de
» ne laisser aucune trace.

» Sa dernière attaque le surprit le 22
» mars 1805, et commença comme à son
» ordinaire par une vive douleur avec
» enflure au gros doigt du pied , mais avec
» cette différence que ce fut celui du pied
» droit, et que déjà deux mois s'étaient
» écoulés sans qu'il eût pu appuyer son pied
» qui était resté enflé, quoique peu doulou-
» reux.

» Lassé de mettre en usage sans succès les
» moyens qui le soulageaient ordinairement,
» tels que fumigations émollientes, applica-
» tions de sangsues et de cataplasmes de
» mie de pain et de lait, il se vouait à tous
» les saints, lorsqu'un gendarme de sa bri-
» gade lui apprit que je répandais le bruit
» d'un certain remède contre sa maladie, et
» que ce remède n'était que de l'eau chaude
» bue à très-haute dose. J'en devais la
» connaissance à M. de Saint-Thorent, pré-
» fet du département. M. Verdier me fait
» prier de lui donner là-dessus quelques
» détails. Je fis mieux, je les lui portai
» moi-même, et l'invitai à suivre rigoureuse-
» ment la prescription du remède.

» Dès le lendemain, M. Verdier commença

» à quatre heures du matin à boire le pre-
» mier verre d'eau chaude au plus haut de-
» gré de chaleur qu'il lui fut possible de
» supporter ; à quatre heures après midi , il
» eut fini les quarante-huit verres ordonnés.

» Au dixième verre , il éprouva un vio-
» lent mal de tête , qui se dissipa avant
» qu'il eût achevé la dose prescrite. Après
» le vingt-huitième verre , il rendit par les
» selles des matières naturelles et en abon-
» dance ; cette évacuation se répéta après le
» trentième verre. Il éprouva en même
» temps un flux abondant d'urine fort
» claire ; mais ni sueur, ni douleur, ni pe-
» santeur d'estomac, moins encore d'envie
» de vomir : tout ce qu'il observa, c'est qu'a-
» près le vingt-quatrième verre , l'eau qu'il
» buvait lui paraissait salée au goût. Une
» heure après avoir achevé le remède , il
» mangea une bonne soupe avec assez d'ap-
» pétit. Le lendemain matin , il se leva et
» appuya ses pieds, ce qu'il n'avait pu faire
» depuis deux mois ; il fit plus , le même
» jour, aidé d'un bâton, il alla à une fenêtre
» de sa chambre, ce qu'il répéta successive-
» ment chaque jour pendant quatre à cinq

» heures : au bout de huit jours, il monta
» à cheval. Depuis cette époque, il n'a cessé,
» malgré le mauvais temps qu'il a fait con-
» tinuellement ici, de faire par la nuit un
» service très-pénible. »

Ceux qui ont médité sur les phénomènes des cures opérées par l'eau chaude, qui en ont observé les effets sur divers sujets, et qui ont rapproché les circonstances diverses de ces cures, ceux-là, disons-nous, croiront facilement avec nous, que si la nature avait eu plus de moyens à approprier à ses besoins, la cure de M. Verdier aurait offert des résultats plus prompts et plus heureux pour lui. Il semble que chez cet individu le mal attendît, pour céder entièrement, un complément de crises qui ne pouvait s'obtenir qu'en donnant à la nature, en plus grande quantité, l'agent, à l'aide duquel elle les opère.

Quoi qu'il en soit, M. Verdier a fourni une preuve de plus en faveur de l'eau chaude.

La cure dont on va lire les détails offre des phénomènes particuliers qui laissent regretter que l'analyse n'ait pas jeté sa lumière sur la crise qui a eu lieu.

25. — Une dame respectable, demeurant à Paris, dans le quartier Notre-Dame, après avoir donné le jour à vingt-un enfans, avait éprouvé les maladies de son âge, et des chagrins amenés par la révolution. Elle était habituellement tourmentée, surtout depuis douze ans, d'une affection rhumatismale goutteuse, tantôt fixe, tantôt vague. Les accès du rhumatisme avaient fini par estropier l'avant-bras, et les attaques de goutte avaient laissé des nodus à toutes les articulations des mains et des poignets. Redevenue vagabonde, la goutte s'était portée à l'estomac, et avait subitement passé, comme un coup de pistolet, de cet organe à la tête, avec les accidens les plus alarmans : douleurs excessives, perte de la mémoire. Le même accès s'étant renouvelé le lendemain, et cette dame ayant eu connaissance des cures opérées par l'eau chaude, elle se détermina à recourir, dès le jour suivant, à ce remède. Elle fournissait sa tâche sans autre inconvénient que de boire beaucoup sans soif, lorsqu'au quarante-cinquième verre elle eut un *vomissement abondant et facile d'une pinte et demie d'un liquide fortement coloré en brun*, n'ayant pas l'amer-

tume de la bile, n'étant pas accompagné de glaires, mais d'une acidité extrême, et telle que les dents en sont démeurées assez aga-cées, pour que le contact des mâchoires devînt insupportable pendant le reste de la journée.

Les trois derniers verres n'en ont pas moins été bus : il est résulté de cette ample boisson, un sommeil de onze heures (depuis long-temps il y en avait absence totale), et la cessation de toute espèce de douleur.

Cette excrétion d'humeur arthritique, de ce levain acide qui jetait le désordre dans les premières voies, et de là dans toute l'économie animale, a rendu cette dame à la vie. Le lendemain elle a pu sortir : j'ai été l'objet de sa première visite. L'expression de sa reconnaissance, le spectacle de son bonheur ont effacé plus d'une fâcheuse impression causée par les diatribes de l'ignorance et du faux savoir, pire encore.

Cette dame a un médecin qu'elle n'avait pas mis dans sa confidence, et qui, informé de ces détails, lui dit : Je ne vous aurais pas ordonné la boisson de quarante-huit verres d'eau chaude ; la nature de l'accident que vous éprouviez, votre faiblesse, la complication de vos maux se seraient opposés à ce conseil ; mais l'événement a justifié le remède, et c'est à lui, je l'avoue, que vous devez la vie.

Les accidens de rhumatisme et de goutte, et jusqu'aux nodus, tout a disparu ; les autres affections maladives de cette dame, traitée aussi pour un engorgement au foie, ont diminué ; elle s'est trouvée dans un état de santé dont elle n'a pas joui depuis douze ans.

26. — M. Balthasar, horloger, demeurant à Paris, rue de la Calendre, n° 2, attaqué d'un rhumatisme goutteux des plus violens, était depuis vingt jours retenu dans son lit. Toutes les articulations étaient excessivement enflées, entre autres le genou droit, dans lequel il éprouvait, ainsi que dans les reins, la sensation du feu. On ne pouvait le toucher ; il ne supportait pas le plus léger contact de la main. Du talon droit à la tempe gauche, c'était une lame qui traversait la colonne vertébrale ; l'œil fut pris de convulsion, il y avait délire ; les remèdes n'opéraient rien, et on désespérait de sa vie, lorsqu'on lui posa en douze heures trente-deux

sangsues, qui, loin de procurer quelque soulagement, ajoutèrent à son mal la perte de beaucoup de sang et de nombreuses plaies. On avait débuté par appliquer un sinapisme sur *les reins même*, où, lors de l'invasion, s'était portée la douleur.

C'est alors que, désespéré, il eut recours aux quarante-huit verres d'eau.

Au vingt-quatrième verre, les douleurs furent calmées, au point que le malade put se relever et se tenir sur son séant, lui, qui depuis vingt jours était demeuré sans nul mouvement et raide comme une planche sur son lit de douleurs.

Des larmes de joie et de reconnaissance coulèrent des yeux de notre malade, à ce premier retour du mouvement, après une aussi longue perclusion. Il continua la boisson de l'eau jusqu'au quarante-huitième verre, et bientôt il survint une sueur fétide des plus abondantes. Cette sécrétion continua pendant environ douze jours de suite; on le changeait cinq à six fois chaque nuit.

La quantité de sang qu'il avait perdu, en lui causant une grande faiblesse, a sans doute contrarié l'effet de l'eau et dérangé la crise salutaire qu'elle opère dans ces cas de violens paroxismes. Le malade n'obtint que lentement une convalescence complète. Heureusement il fit alors choix d'un médecin regardé à juste titre comme l'un de nos plus célèbres praticiens. La convalescence de M. Balthasar a offert les phénomènes d'un vomissement de la matière goutteuse. Lorsque les sueurs cessèrent, il fut purgé deux fois avec le même purgatif. A la seconde fois, il vomit d'abord un peu de bile; mais bientôt après survint le vomissement d'une matière brune, ayant la consistance du chocolat, ne se laissant pas délayer dans l'eau, tiquetée de points blanchâtres, inhérens, enfin remarquable par son acidité sans nulle espèce d'amertume.

27.—« Monsieur, pendant qu'on raisonne sur l'innocuité selon les uns, sur les dangers selon les autres, du remède que vous avez proposé contre la goutte; je viens vous rendre compte d'une expérience qui prouve combien ce remède est innocent, lors même qu'on en fait une fausse application comme spécifique.

« Une jeune fille, âgée de quinze ans et de-

mie, très-maigre, très-pâle, de la plus grande
délicatesse et sujette à des coliques très-vi-
ves, ayant de fortes douleurs aux pieds, est
restée dans cet état pendant deux mois, au
bout desquels les douleurs changèrent de
place, se portèrent aux mains et aux bras,
lesquels s'enflèrent peu à peu ; les doigts cessèrent tout mouvement, et bientôt les jambes ne purent plus se mouvoir : les douleurs
étaient des plus vives. Cette fille souffrait
horriblement. Je crus que c'était la goutte.
Je la fis voir à mon médecin, qui ne fut pas
positivement de mon avis, mais qui toute-
fois traita comme telle cette maladie, et ad-
ministra plusieurs remèdes , entre autres
l'eau-de-vie de Gaïac. Les douleurs, les enflures, la pâleur, les coliques et la faiblesse
étaient toujours les mêmes, quoiqu'elle man-
geât beaucoup : les douleurs des doigts, des
bras, des pieds lui arrachaient des larmes.

» Touchée de son état, je voulus tenter
l'eau chaude. Je fis part de mon projet à
M. Givet-Montbellet, habitant de cette commune, riche et très-goutteux ; je lui envoyai
ma jeune femme de chambre ; il me répondit qu'il désirait le succès , mais que le sujet

était bien délicat et que c'était un *bien grand remède.*

» Le lendemain je commençai à donner à cette fille vingt-cinq verres d'eau, un verre par quart d'heure ; je ne m'en suis rapporté qu'à moi seule, de crainte d'inexactitude ou d'imprudence. Le lendemain, je lui en fis boire autant, ce qui fait cinquante verres au degré que vous prescrivez. Cette fille n'a pas éprouvé le moindre malaise : une transpiration qui ne fut pas considérable, des urines en proportion de l'eau qu'elle avait bu, ce fut là tout. Elle dormit une heure après le remède, et se réveilla avec un grand appétit. Elle est restée exactement telle qu'elle était auparavant, sans le plus petit amendement et sans la plus légère augmentation ; ce qui m'a fait supposer que ses maux pouvaient provenir d'une maladie que malheureusement la famille a pu lui transmettre. Un médecin de Mâcon en juge de même. Il s'ensuit donc, Monsieur, que si l'eau ne l'a point guérie, du moins ce *bien grand remède* ne lui a fait aucun mal. Je l'ai renvoyée à M. de Montbellet pour qu'il s'assurât que ce remède était sans danger. »

Chaque mois, et l'on peut dire chaque jour, a couronné les faits en faveur du spécifique de la goutte, *l'eau chaude*, et, sur cent de ces faits, il n'y a pas une exception.

Entendons-nous sur le mot exception : *L'eau chaude guérit*, *et d'une manière miraculeuse*, *la goutte et le rhumatisme lors de leur paroxysme.*

Qu'entend-on par paroxysme ? C'est l'accès, l'enfantement laborieux de la goutte, lequel se représente, à des époques plus ou moins rapprochées, ce feu brûlant, cette torture, cette dislocation des articles dans lesquels vient s'interposer l'humeur arthritique concrète. Le paroxysme est l'instant où la nature cherche à opérer une crise.

Mais avant et après le paroxysme, si l'humeur arthritique est vague, indolente, chronique, compliquée d'autres maladies, si le sujet a une constitution malheureuse ou appauvrie, si enfin il est d'un âge trop avancé, alors l'effet de l'eau se borne à procurer un soulagement plus ou moins notable ; encore l'itératif usage de ce remède opère-t-il guérison.

Dans le cas où la goutte a d'autres complices de ses accidens, l'abus des plaisirs, la débauche, etc., le soulagement est moins sensible, et la cure, moins prompte, exige plus de réserve de la part du malade.

Ces propositions n'admettent point jusqu'ici d'exception, car on ne considérera pas comme telle la tentative infructueuse qu'aura faite de l'eau, un individu qui, dans la complication des maladies dont il est atteint, se sera trompé en croyant n'avoir que la goutte à combattre.

Les praticiens pensent avec Hippocrate, dont nous avons déjà rapporté l'arrêt prononcé contre les goutteux, que *ceux aux-quels il survient une diarrhée peuvent guérir.* Aucun médecin, que je sache, ne s'est avisé de regarder comme dangereuse la cure de la goutte opérée par ce moyen. Eh bien! cette diarrhée que la nature procure si rare-ment, on l'obtient de l'eau, c'est par elle que M. Villems a été guéri. Ce que n'a pas dit le patriarche de Cos, ce que nul médecin n'a dit d'après lui, c'est que d'autres crises peuvent également être favorables à la gué-rison des goutteux. Nous avons vu que l'eau opère ces crises par les sueurs, par les urines, par le vomissement. Si Hippocrate eût connu cette vertu de l'eau, voici sans doute quel eût été son aphorisme.

« La goutte est une maladie que l'on doit
» redouter de combattre avec des amers, des
» toniques, des cordiaux ; mais si le médecin
» aide la nature, en facilitant les crises que,
» dans ce cas, elle sollicite, et qui sont la
» diarrhée, le vomissement, les urines, les
» sueurs, alors il peut guérir ; or les eaux
» thermales, ou toute autre eau pure, bue
» copieusement et chaude, procurent l'une
» ou l'autre de ces crises et innocentent la
» guérison.

A défaut d'Hippocrate, c'est à l'expérience qu'on doit cet aphorisme.

L'eau ne guérit qu'en opérant les crises voulues par la nature. L'art ne consiste ici qu'à lui donner un agent qu'elle sait faire servir à l'une ou à l'autre des crises qui doivent débarrasser le malade, dans telles et telles conditions.

Mais y eût-il quelques exceptions, elles ne pourraient affaiblir l'autorité des faits qui attestent l'efficacité de l'usage de l'eau contre la goutte. Toute règle a des exceptions à la médecine n'est-elle pas exposée trop souvent à le reconnaître? Quelquefois les purgatifs ne purgent point ou super-purgent; le quinquina ne guérit pas toujours la fièvre; l'opium agite souvent, au lieu de calmer; les vésicatoires démentent parfois les calculs du médecin et l'espoir du malade. Le praticien n'est donc pas toujours sûr de l'action des remèdes qu'il emploie. Si l'eau doit avoir aussi quelques exceptions, au moins seront-elles rares. J'ajouterai que, dans tous les cas, il n'est résulté aucun inconvénient de son usage, et que les forces digestives y ont gagné.

On a dit qu'un goutteux dont on n'a pas fait connaître le nom, habitant de Falaise, avait vu les accidens de la goutte céder aux 48 verres d'eau, mais que la goutte avait reparu. Je n'ai pas été à même de prendre des informations plus étendues, et de con-stater les circonstances qui accompagnent ce fait, présenté d'ailleurs sans aucune espèce de garantie, quoiqu'on ait mis une certaine affectation à le publier. Je demande si l'on peut raisonnablement citer un pareil fait comme une exception, fût-il vrai. Dans le

cours de sa vie, on reprend souvent un émétique, un purgatif, un fébrifuge, quand
des humeurs à évacuer ou la fièvre à combattre se représentent. Pourquoi n'en serait-
il pas de même pour la goutte chez quelques
sujets? Ou elle est héréditaire et constitutive
de l'individu, ou les mêmes vices de régime
la feront reparaître ; alors il faudra se déci-
der à reboire de l'eau ou à souffrir. Combien
de gens retournent à Plombières ! Il n'en est
pas de la goutte comme d'une dent carriée
dont il suffit de faire l'extraction. D'ailleurs, nous le répétons, c'est au régime
qu'on devra l'éloignement des paroxismes et
la constance des cures?

On a vu dans l'observation 19, page 62,
une circonstance toute particulière, et qui
offre à la physiologie un phénomène dont
elle peut facilement dé   l'explication.

Le malade a rendu soixante verres d'urine
en échange de quarante-huit verres d'eau
bue, car il s'était abstenu de boire la veille,
et le peu de liquide qu'il s'était permis avait
été évacué dans le cours de dix-sept ou dix-
huit heures d'intervalle entre son dîner et
son réveil du lendemain. Or ces douze ver-

res font en poids six livres et un volume de trois pintes, sans compter, dans le cours de trente heures, deux livres de déperdition par la transpiration insensible, en sorte que voilà un excédant de liquide d'à peu près quatre pintes ou huit livres.

N'est-il pas naturel d'en conclure que l'eau a rendu la fluidité à des humeurs retenues dans tout le système sous un état de coagulation, et conséquemment d'inertie.

On sait, d'après les belles expériences de Berthollet, qu'un des symptômes précurseurs de la goutte est l'absence, dans les urines, de l'acide phosphorique. Cet acide, qui reflue dans les humeurs, les coagule, car telle est la propriété des acides ; uni à la terre qui est mêlée à nos fluides, et qui surabonde dans l'âge avancé, époque plus ordinaire de la goutte, où la nature n'a plus à faire emploi de cette même terre pour l'accroissement de la charpente osseuse, cet acide, ou phosphorique ou urique, forme avec la terre un phosphate ou un urate calcaire, qui, déposé dans les articles, fait nodus, calus, lesquels finissent souvent par briser leur enveloppe, et présentent ces débris sa-

lins sous forme concrète ; car enfin, cet acide phosphorique, s'il n'existe plus dans les
urines, n'en existe pas moins ; c'est lui dont
la métastase, dont le refoulement dans la
masse des humeurs fait l'humeur arthritique
et prépare ces affreux paroxismes de goutte
ou de rhumatisme. Il prend l'état de concrétion dans la goutte et occupe les articulations. Dans le rhumatisme, il englue le système musculaire sous forme coagulée : voilà
pourquoi les frictions, les irritans, la chaleur, la transpiration locale, sollicitée par
les corps emplastiques soulagent les rhumatismes ; mais ces moyens ne font que soulager, ils ne guérissent pas. *C'est l'eau qui
guérit*, parce qu'elle opère la dissolution de
l'acide coagulateur, et qu'elle entraîne dans
son cours cette humeur coagulée et inerte à
laquelle elle a rendu la fluidité.

La médecine demande des crises! Hippocrate n'en connaît qu'une salutaire aux goutteux, la diarrhée. Encore attendait-il qu'elle fût un effort de la nature ; il refuse à
l'art humain de pouvoir guérir la goutte.
Voilà cet art trouvé, si on peut appeler un
art le moyen que la nature sollicite et qui

est mis à sa disposition par l'usage de l'eau. Une cure a été opérée par l'eau froide. Cette circonstance lève une objection et met fort à leur aise les détracteurs de l'eau chaude, si c'est de bonne foi qu'ils redoutent son usage, malgré la réunion d'autorités qui doivent les rassurer, et qui non-seulement innocentent l'eau chaude, mais qui prouvent qu'elle procure un sommeil dont le calme et la prolongation sont observés chez tous les individus, et qu'elle donne aux forces digestives la plus grande énergie. Au reste, ne voilà qu'un fait en faveur de l'eau froide, et il en existe cent en faveur de l'eau chaude ! M. N.... *a bu de l'eau froide. Sa cure n'a été complète que le surlendemain ; les urines, vers la fin du traitement, étaient chargées de filamens longs et soyeux.* S'il eût bu l'eau chaude, ainsi que cent autres goutteux, il eût hâté la fonte de ces *filamens longs et soyeux,* lesquels n'étaient autre chose que la matière coagulée et non dissoute qu'un plus grand volume d'eau ou une force plus dissolvante n'aurait pas laissés en arrière, et il eût été vraisemblablement guéri dès le soir même.

Rappelons toujours les eaux thermales, chaudes au moins au degré prescrit pour la nôtre; elles guérissent : bues froides, en serait-il de même? L'eau froide peut être préservative, l'eau chaude est curative. Ceux qui ont si légèrement déclamé contre l'eau chaude de 45 à 48 degrés et qui en font un *vésicatoire*, savent-ils quel degré de chaleur a le potage qu'ils mangent journellement ? Un potage au pain qu'on peut manger sans le souffler, sans l'agiter, sans prolonger l'intervalle d'une cuillerée à l'autre, donne au thermomètre 54 degrés. Je connais un homme qui renverrait un potage qui n'aurait pas 60 degrés.

« *L'eau chaude*, a-t-on dit, tend directe-
» ment à dégager l'humeur goutteuse des
» extrémités pour la porter sur les viscères
» digestifs. » — Les faits que j'ai cités répondent victorieusement à cette supposition. La goutte de M. Deslandes (page 49) était-elle oui ou non à l'estomac ? L'eau appellerait-elle et repousserait-elle tout à la fois la goutte de l'estomac ?

« A défaut de cantharides, dit-on enco-
» re, on peut employer l'eau bouillante

» comme faisant l'office de ventouses. »
L'eau bouillante! oui; mais ce n'est pas
comme *eau*, c'est comme bouillante qu'elle
agit. Tout liquide chauffé à 80 degrés agit
sur les substances animales comme vésicatoire, comme cautère; il cuit, il brûle.
Mais c'est l'*eau chaude* et non pas l'*eau bouillante* que je prescris. Or le bouillon, le thé,
le café, le punch qu'on est dans l'usage de
boire si chauds, les eaux thermales, si salutaires dans la goutte, comme eau et comme
chaudes à 50 degrés, ne font pas ventouse
dans l'estomac, et chez les goutteux n'y
fixent pas la goutte. Mes adversaires ont senti, autant que moi, toute la faiblesse de cet
argument; mais il fallait me fatiguer et im-
poser à ceux qui ne réfléchissent pas. Il en a
été de ces discussions comme du jeu des
barres : on s'élance dans le camp ennemi, et
dix fois on court sur le même adversaire
pour ne point le toucher.

« C'est substituer, dit-on enfin, l'empi-
» risme à la médecine, » — Il n'y a pas
d'empirisme dans ce qu'on peut expliquer
par les lois de la physique. Mais, c'est aussi
l'empirisme qui a introduit le quinquina,

le mercure, l'opium et tant d'autres spécifiques qui figurent dans les matières médicales et dans les prescriptions des médecins, sans qu'ils puissent expliquer le mode d'action de ces remèdes.

Le sort de toutes les découvertes, comme nous l'avons déjà dit, est d'être combattues par les anciennes doctrines et par ceux dont elles contrarient les intérêts; ce n'est que par des faits qu'on peut espérer de les faire triompher. C'est ainsi que malgré le décret de l'inquisition contre Galilée, la longue persécution qu'a soufferte Harvei, les paradoxes contre l'effet des paratonnerres dus à Franklin, la proscription de l'antimoine, les décisions de la Sorbonne contre l'inoculation, la terre tourne ; le sang circule, nous commandons à la foudre, l'inoculation et la vaccine ont sauvé bien des vies.

La prescription de quarante-huit verres d'eau chaude comme spécifique de la goutte devait m'exposer à des injustices de tous genres. L'amour-propre et la cupidité se sont coalisés contre moi. Il a fallu les combattre jusque dans leur dernier retranchement. On est allé jusqu'à dénaturer les faits, jusqu'à accuser la bonne foi. Il a fallu quelque courage pour combattre de tels adversaires autrement que par les armes du mépris. J'avais embrassé la cause de l'humanité, et rien ne doit faire fléchir celui qui s'est chargé de la défendre.

M. Pomme, docteur-médecin, fit paraître, dans un journal, la lettre suivante :

« M. Cadet-de-Vaux a publié les mer-
» veilles de l'eau en faveur des goutteux : il
» se glorifie d'avoir fait cette découverte ;
» mais il a oublié que j'ai vanté ce même re-
» mède dans toutes les éditions de mon
» *Traité des affections vaporeuses des deux*
» *sexes*, et j'ai quelque raison de croire
» qu'il a puisé chez moi cette pratique ; car
» j'ai dit, d'après Rondelet, *Ego multoties*
» *aquæ frigidæ potu podagricos sanavi, quod*
» *faciliùs succedit in biliosâ*. J'ai dit encore
» que *Sylvaticus* prescrivait l'eau froide à
» tous les goutteux ; j'ai dit enfin que *Mar-*
» *tianus* a cité un bel exemple de l'utilité de
» cette pratique en nous disant : *Solo aquæ*
» *frigidæ potu Bernarius cardinalis à po-*
» *dagrâ liberatus est.*

» A toutes ces autorités j'ajouterai ma

» propre expérience ; et en effet, ayant été
» attaqué de la goutte pour la première fois
» en 1776, je recourus à l'eau froide dont
» je connaissais l'efficacité en pareille cir-
» constance ; j'en bus abondamment jusqu'à
» la cessation du paroxisme, et la goutte n'a
» plus reparu. Mon régime est aqueux ; je
» bois tous les jours, à mon lever, plusieurs
» verres d'eau froide ; j'en bois un verre
» dans la nuit, à mon premier réveil ; point
» de vin, ni liqueurs, ni café, ni thé ; je
» crois devoir à ce régime la brillante santé
» dont je jouis dans un àge où rarement on
» ne l'a pas perdue.

» Il résulte de ce détail que M. Cadet-de-
» Vaux ne nous apprend rien de neuf ; il
» ne diffère des auteurs cités qu'en ce qu'il
» donne de l'eau chaude au lieu de l'eau
» froide ; mais celle-ci n'est-elle pas préfé-
» rable, attendu sa qualité tonique? Il est à
» désirer que les goutteux sachent prendre
» leur parti. Ceux qui ne sont pas invétérés
» trouveront dans l'eau froide un préserva-
» tif assuré, et les autres un remède efficace
» s'ils ont le courage de la prendre chaude,
» au préjudice de leur estomac, et à la ma-

» nière de M. Cadet-de-Vaux. Je rappelle ici
» que *Frédéric Hoffmann* a consacré dans
» ses œuvres un chapitre *de aquá medicinâ*
» *universali*, dans lequel les goutteux ne
» sont pas oubliés.»

Prenons acte, dans l'intérêt des goutteux, du témoignage de M. Pomme et des
autorités qu'il cite en faveur de l'eau; mais
demandons-lui si c'est de bonne foi qu'il af-
firme que *je me glorifie d'avoir fait cette découverte*. J'ai repoussé le déshonneur du lar-
cin, et vengé l'injustice dont M. Pomme
se rendait coupable envers moi, en le ren-
voyant aux divers articles imprimés à ce
sujet, et consignés dans la Bibliothéque
des propriétaires ruraux, depuis le mois
de février 1805 jusqu'au mois de mai 1806,
espace de temps entièrement employé à
soutenir une lutte opiniàtre. Là se trouve
la preuve que la première fois que j'ai parlé
de l'eau chaude comme curative de la goutte,
c'était à l'occasion de madame Baraillon, octogénaire, guérie par ce remède depuis plus
de trente ans. Cette même preuve se retrouve
ici, parce que je n'ai voulu être que le rap-
porteur fidèle des faits auxquels cette sa-

lutaire publicité donna lieu. Je prétends moins à l'orgueil des découvertes qu'à la jouissance de répandre et de perfectionner celles d'autrui quand elles ont un caractère d'utilité publique.

Il est bien honorable sans doute d'avoir fait une découverte utile, on est louable de l'avoir appuyée de son opinion et de son exemple ; mais le bien général réclame plus encore : c'est que la connaissance de cette découverte soit répandue par les voies où elle peut frapper le plus grand nombre de ceux qui sont intéressés à la connaître, à l'appliquer immédiatement. Pour la faire arriver là, il faut être tourmenté du besoin de faire le bien, il ne faut pas craindre les tribulations auxquelles expose un zèle contre lequel s'élèveront les intérêts individuels et les amours-propres de l'école. Qu'est-il résulté des écrits de *Frédéric Hoffmann*, de *Rondelet*, de *Sylvaticus*, de *Martianus*, de la cure de *Bernarius*, de celle de *M. Pomme* lui-même ? rien, absolument rien. Quel changement s'est opéré dans la pratique des médecins ? Quelle cure a été proclamée ? Les autorités citées par M. Pomme, la sienne

même, n'ont pas franchi les bancs de l'école,
où elles restent étouffées sous des systèmes
accrédités, ou détruites par des oppositions
étudiées et suscitées par l'intérêt personnel.

M. Pomme, au reste, a vanté l'usage de
l'eau froide. Elle est bonne sans doute dans
le régime habituel et journalier de tout le
monde, et surtout des goutteux ; mais il s'agit
de guérir la goutte et d'en faire cesser le paroxisme, de la combattre et de la vaincre au
moment où, si je puis m'exprimer ainsi, elle
est armée de toutes pièces ; eh bien, dans ce
cas, c'est *l'eau chaude bue copieusement*, et
non pas l'eau froide, moins dissolvante et
moins calmante. *L'eau froide est plus tonique.* Eh ! bon Dieu ! que produisent les toniques dans le traitement de la goutte ? je le
demande à tous ceux que la médecine traite
par les amers, les élixirs, le quinquina, etc.

Forcé d'avouer cependant que l'eau chaude
est un *remède efficace*, M. Pomme jette l'a-
larme dans le camp des goutteux ; il leur
prédit que ce pourrait être au préjudice de
leur estomac. Il m'est permis de les rassurer, non pas avec des phrases, mais avec
des faits. Cent et cent goutteux, après avoir

bu les quarante-huit verres d'eau chaude, ont eu bon appétit, ont dormi d'un sommeil long et calme. Il n'y a pas eu une seule exception. Mais pour M. Pomme, qui redoute l'eau chauffée à quarante ou quarante-cinq degrés, que sont donc les eaux thermales de Plombières, bues chaudes à une plus haute température, et bues par ordonnance de médecin?...... *Tantas non licet componere lites.*

Poussons l'examen plus loin, et voyons ce qu'avait produit la cure de madame Baraillon, inconnue depuis trente ans. Dans ce long intervalle, elle avait dit à bien des gens : *J'ai souffert pendant long-temps de la goutte. J'en ai été guérie par quarante-huit verres d'eau chaude, et il y a trente ans que j'en suis débarrassée et que je jouis d'une bonne santé, quoique j'aie atteint quatre-vingts ans.* Cette dame me l'avait dit aussi à moi, et depuis trois ans j'avais dérobé ce précieux avis à la société, attendant pour le publier le résultat de mes observations; mais le fait que j'ai rapporté, de Marmontel, ayant fixé plus particulièrement mon attention sur les effets de l'eau, et m'ayant ramené à celui de

Mme. Baraillon, je raisonnai l'empirisme, et je pus l'expliquer assez clairement pour être convaincu qu'il était d'accord avec les lois de la nature et de la physique. Dès lors je fus confirmé dans la douce idée de pouvoir offrir l'eau comme le spécifique d'une maladie jusqu'alors incurable. Les faits se sont pressés autour de moi ; j'ai pu en accabler mes adversaires, et leur dire avec *Hocquet* : « Non, ce ne sont point les thèses, les dis- » sertations, les aphorismes, enfin la mé- » decine causeuse, qui font l'art de guérir, » mais le *jugement et l'observation*. »

Je termine par la prescription du remède et la manière d'en faire usage.

Dans les maladies aiguës, on distingue l'accès, qui est le temps de l'invasion de la maladie, du paroxisme, qui est l'augmentation des symptômes de la maladie. Nous avons vu, dans le cours de ce petit traité, que l'eau agit toujours d'une manière prompte et miraculeuse, si elle est bue pendant le paroxisme.

C'est donc à cette dernière époque que l'on commencera le traitement.

Il consiste en douze pintes ou douze litres

d'eau de fontaine ou de rivière, bues par verrées de demi-setier chacune, de quart d'heure en quart d'heure.

Faire chauffer l'eau au fur et à mesure au bain-marie. — La boire très-chaude ; cependant au degré qui permette de la boire d'un trait, et non par gorgées.

Se tenir au lit, ou du moins bien couvert et à une douce température.

Dans le cas où le malade éprouverait une difficulté insurmontable de boire la quantité d'eau prescrite, il pourra la réduire aux trois quarts, à moitié, continuer plusieurs jours de suite, ou enfin à un jour d'intervalle, ou revenir à des doses plus fortes.

L'eau doit être *chaude* et non pas *tiède*. L'eau simplement tiède provoque le vomissement, et tel n'est pas l'objet qu'on doit se proposer. C'est à la nature, nous le répétons, d'employer l'eau chaude, ce puissant agent qui est mis à sa disposition, selon ses vues et ses besoins. Elle n'y manquera pas.

FIN.

www.ingramcontent.com/pod-product-compliance
Lightning Source LLC
Chambersburg PA
CBHW061348060726
47597CB00003B/770